わたしたちの
暮らしと
人生会議

編著 **西 智弘**

著 紅谷 浩之、佐藤 伸彦、下河原 忠道
武貞 恵美子、遠藤 志保、臼井 啓子

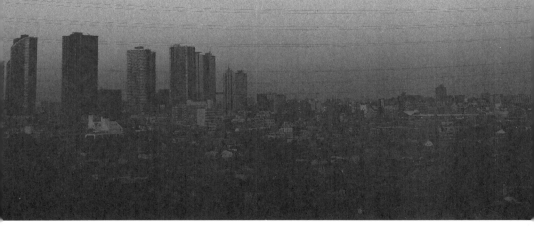

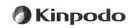

執筆者一覧

編　著

西 智弘　　　　　川崎市立井田病院

著（執筆順）

紅谷 浩之　　　　医療法人オレンジ
佐藤 伸彦　　　　医療法人社団ナラティブホーム
下河原 忠道　　　株式会社シルバーウッド 石垣オフィス
武貞 恵美子　　　musubiのクリニック
遠藤 志保　　　　訪問看護シンジョーステーション
臼井 啓子　　　　合同会社オフィスK

はじめに

　医療者は、現場において意識不明で搬送されてきた方に出会った時、その人がどのようなことを大事にしていて、また何を望んでいたのかを知るすべがありません。では家族に聞けばわかるのでしょうか。ところが家族もまた、「こういう状況になった時に本人がどうしてほしいか」について話し合ったことはない、という場合がほとんどです。結局、誰も本人の気持ちを確認することも推し量ることもできず、医師が考える最善の治療や、家族が望む治療が行われてしまうことが多いのです。

　それに対し、本人と家族が医療者や介護提供者などと一緒に、
①病気や老化などで体力・気力が低下する場合に備えて、終末期を含めた今後の医療や介護について話し合うこと
②そして自ら意思決定が出来なくなったときに備えて、本人に代わって意思決定をする人を決めておく
③これら話し合いのプロセスを通じて、本人の人生観・価値観などを周囲の人間とシェアしていく

　そういった対話のプロセスが大切ではないか、と言われてきています。プロセスなので何度でも話し合っていい、いくらでも内容を変更してもいい、といったニュアンスが含まれています。

　その対話のプロセスは「アドバンス・ケア・プランニング（ACP）」と呼ばれ、日本では「人生会議」という愛称もつけられました。

　しかし日本においてはなまじ「会議」なんて名前が付けられてしまったからか、「死についての話をする仰々しい時間」や「ビジネス会議のように司会がいて、何らかの結論を導き出す会合」のように受け止められています。無機質な会議室で医者と向き合って「最後は自宅で過ごしたい？　Yes or No?」といった、質問項目にひとつひとつチェックしていくようなものと誤解されていたり。そして、「そもそも、そんな言葉知らない」という人がほとんどなのです。

　でも、人の価値観は、会議室でチェックリストを埋めていけばわかるものなのでしょうか？　むしろ、本人の価値観や希望を知る手掛かりは日常会話の中にこそあるのではないかと私たちは考えます。
「来年の今頃は…」
「私がそのうち齢をとったらさあ…」
「もし私が、うちの親のような病気になったら…」

などの、日常のやり取りの中に埋もれてしまいそうな、はかない言葉を拾い上げて、本人の価値観を紡いでいくことこそが大切なんじゃないかなと思うのです。

　そのようにして集めていった言葉たちが、いざというときに「あの時さ、おじいちゃんこんなこと話していたよね」「あの人だったら、こんな時きっとこう言ったと思うよ」という形で、本人の意思と尊厳を守ることにつながるのではないでしょうか。

　そして私たちは、そんな日常の言葉たちを集めて記憶しておくツールとして「ものがたり」を紡いでいくのがいいのではないのかなと考えています。

　日常そのものが人生会議。

　じゃあ、その会話の糸口になる言葉はどこにあるんだろう。その扉を開けた先にどんなストーリーが広がっているんだろう。その「ものがたり」を紡ぎ、集めていったとして、人の言葉や時間をどうやって周囲の人たちとシェアしていけば、終末期において本人が望む生き方ができるんだろう、ということへのヒントがほしい。

　そこで本書では、普通の「教科書」という枠をこえて、たくさんの方々の「ものがたり」を重ねてみることにしました。第1部ではACPが生み出された背景や歴史、緩和ケアなどの分野でACPをどのように活用していくか、といった話から始まり、診療所や介護施設、そして看護師たちがそれぞれの場でどんなものがたりを経験してきたかを語ってもらいます。そして第2部では2020年末にnoteというブログサービスで公募した「自分が経験した人生会議のものがたり」についての文章を掲載しています。こちらは、「わたしたちの人生会議」というテーマで非医療者も含めた約100名の方からご応募いただき、その中から12作品を特賞・優秀賞・佳作として選ばせていただきました。どの文章も、作者の大切な方たちのとのものがたりが綴られた、魂のこもった内容で、目頭が熱くなります。そして第3部では、病院ではなく生活の場に近いところで人生会議を促すためのちょっとしたツールをいくつかご紹介しています。楽しみながらも大切な話ができる手段となっていますので、ぜひ参考にしてみてください。

　本書が、「暮らしの中にある人生会議」をしていくにあたって、少しでもお力になれればうれしく存じます。

2021年11月
著者を代表して
西　智弘

CONTENTS 目次

第3部　ACPに役立つツールやイベント

Column

第 1 部

総　論

1

ACP ってなんだろう？

紅谷 浩之

ACP（Advance Care Planning）の定義

アドバンス・ケア・プランニング、ACP（Advance Care Planning）とは、「病気などにより意思決定能力が低下したときに備えて、今後の治療や療養について、患者さんの意向を叶えるために話し合うプロセス」と定義されています。

近年、医療の発達により治療の選択肢が増え、過去のように「医師にお任せします」と治療方針を誰かに決めてもらうよりも、医師や家族と相談しながら自分にあった治療方法を選ぶことも増えてきました。特に、がんのような病気ですと、手術、放射線治療、化学療法などを、病気の進行や変化に応じて、何度も考えながら進めていく必要があります。完璧な治療方針はなく、どの治療法にもメリットやデメリットがある以上、全員が同じ選択をするのではなく、その人自身の経験や思いも踏まえて選択していくわけです。

さらに、今、日本は「超高齢社会」と呼ばれています。最近は多死時代とも言われはじめました。日本で年間に亡くなる方は130万人を超え、2040年頃には年間167万人が亡くなると推計されています[1]。

人は生まれてきた以上「死」は避けられないとすると、病気に対する治療の方針、療養の場所や方法、亡くなるときにも、どのような状況にありたいか、しっかり話し合っておくことは大事だと思います。

実際の医療現場でも、そのような話をしっかり重ねてきた患者や家族は、たとえ患者自身の判断力が落ちてしまっても、本人が希望する療養方法を選ぶことができていることが多いと感じます。

　冒頭に、ACPの定義を書きました。少し不思議に感じた方もいるかもしれません。それは、「『プロセス』ってなんだ？」という点です。
　プロセスではなく、はっきりと「結論」を決めておいたほうが、より迷わずに意思決定ができるのではないか、と思われる方も多いと思います。
　確かに医療現場でも、「最初は『結論』を聞いて書いておこう」ということが重要視されてきました。
　そしてそれが、この「プロセス」という方法に置き換わってきた歴史がありますので、ここで少し説明したいと思います。

「結論」より「プロセス」が重要視されてきた経緯

　死が差し迫った状況で、自分で意思決定ができなくなったときに、「本人の意思を尊重したい、尊重するべき」ということは、全世界で話し合われている重要なテーマです。

　1960年代、心臓マッサージと人工換気による心肺蘇生法が提唱されるようになり、点滴などの水分・栄養補給方法、人工呼吸器などが発達してきました。死が差し迫ったときに、それを回避するための選択肢が大幅に増えてきたわけです。病院で死を迎える際には、心肺蘇生術が行われるのも日常化していきました。もちろん、迫り来る死を避けうる方法が増えることは、死を望まない状況においてはとても意義のある、大切な進歩です。これらの処置や治療の恩恵を受けた方が数多くいることは、間違いなく明らかなことです。そのころアメリカでは、患者は医療者から一方的に医療を受ける立場ではなく、医療サービスを受ける側として、医師と対等な立場を求める運動も起こりました。そんな中、弁護

士であるルイス・カットナーにより「リビング・ウィル：Living Will」が提唱されました[2]。リビング・ウィルとは、自分の希望する医療内容を記し残すこと。カットナーは「判断能力がなければ、治療には同意したものとして治療が行われる。つまり判断能力がなくなると、治療を拒否する権利が奪われる可能性があるため、意思決定ができなくなったときに備えて、治療に同意する範囲を指示しておくリビング・ウィルを提案する」と主張したのです。

　そして1975年には「カレン・アン・クライン事件」と呼ばれる裁判が起こりました。一時心肺停止になった21歳のカレンは、本人の意識はないまま人工呼吸器につながれましたが、家族が「器械につながれたまま、生き続けるのは嫌だ」と過去にカレンが言っていたことを主張し、それを受け入れなかった病院側と裁判になったものです。高等裁判所では認められなかった人工呼吸器の取り外しは、最高裁で「治療を拒否する権利」が認められ、結果的に人工呼吸器が外されました。カレンは人工呼吸器を取り外した後、自力の呼吸が回復し、水分や栄養補給を継続しながら9年間生存しました。
　このような事件や裁判を経て、1976年には世界で初めて事前指示がカリフォルニア州で法制化されます。また「判断不能に陥った場合の医療に関する指示をすること、本人に代わって指示をする代理人を定めること」の権利を認めました。

　このように患者の権利として、希望する医療内容を記載する「リビング・ウィル」と、意思決定ができなくなったときの代わりに決める代理人を決めておく「代理人指示」の二つを含めた「事前指示」の重要性が示されてきました。

　やはり「はっきりとした指示」があることが大事、という考え方が重要視されてきたのです。
　しかし徐々に、このはっきりとした指示であるはずの「事前指示（ア

ドバンス・ディレクティブ：AD)」を取り扱う難しさも現場では見えてきました。

　例えば、事前指示をしたとき、また書いたときと、今の思いが同じかどうかわからず、事前指示通りに進めることに躊躇してしまう場合があったりします[3]。

　実際の現場と事前指示のズレが意外と大きい、例えば「がん末期状態ではそれ以上の治療を希望しない」と書かれていても、実際に起こったことが「がん末期状態に併発した肺炎で、肺炎そのものの治療は可能な状態」だったら、どのように考えるでしょうか。

　代理人が事前指示の通りに進めようと思っても、本人がなぜその指示に至ったかがわからないと、その指示に従うことに不安になってしまうこともあります。

　さらに1995年に、9,100人を対象に行われた大規模研究（SUPPORT研究）が行われたところ、事前指示を取得した場合とそうでない場合で、受けられる医療の質に大きな変化がないことがわかってしまいました。つまり、事前に希望する医療内容と代理人を決めておくだけでは、患者が本当に希望する医療を提供することは難しいということです。

　この事前指示のやり方がうまくいかない理由として「共同意思決定（協働意思決定）がうまくいっていないのではないか」と考えた、SUPPORT研究に関わっていた研究者の中から、ACPの考え方が示されました[4]。

　共同意思決定（協働意思決定）とは、「本人・家族と医療者・ケア従事者が、意思決定の分岐点で、皆でよく話し合い一緒に考えるコミュニケーションのプロセスを通して、皆が納得できる合意形成・意思決定をすること」です[5]。これまで、医師が病状や治療の選択について説明をした上で、決めるのは患者本人である、という意思決定の分業（インフォームド・コンセント：説明と同意）がよく行われてきましたが、分業ではなく共

同で進めることが重要と考えられたのです。治療やケアにはそれぞれメリットとデメリットがあり、はっきりと○か×かと言えることはほとんどありません。なので、それら不確実なものを比較検討して、最善なものを選ぶ方法が大事と考えられるようになってきたのです。

　つまり、結論をはっきり出すことよりも、患者と医療・ケアの提供者が繰り返し対話することを大切にし、その何度も話し合うプロセスそのものを重要視する考え方と言えます。

　その話し合いでは、結論が出ればその結論を記載することもありますが、結論のようなことが決まらなくてもその話し合いの内容を記録していくのです。そして、積み重ねた話し合いの中から、100点満点の答えがなくても、本人や周囲が納得しながら進んでいく道を見つけていくことになります。まさに、このプロセスそのものを大切にする考え方がACPというわけです。

　その後、ACPの有効性はいくつかの研究で明らかになってきています。「患者の希望がより実現できた」「遺族のストレスや不安・うつ症状が少なかった」「患者家族満足度が高かった」などの結果が出ています[6]。また、病院で亡くなる割合、入院期間や入院コストもACPを取り入れた人たちでは、低くなることを示す論文もあります[7]。

　改めて、ACPとは、「病気などにより意思決定能力が低下したときに備えて、今後の治療や療養について、患者の意向を叶えるために話し合うプロセス」というわけです。

ACPという言葉を調べてみて

「ACPって？」と調べてみると、いろいろな説明が見つかります。早速、いくつか挙げてみましょう。

「アドバンス・ケア・プランニング：人生の最終段階の医療・ケアについて、本人が 家族等や医療・ケアチームと事前に繰り返し話し合うプロセス」[8]

　こちらは、厚生労働省のガイドラインの解説にある説明。シンプルに、一言で答えるならこんな感じでしょう。

「将来の変化に備え、将来の医療及びケアについて、患者さんを主体に、そのご家族や近しい人、医療・ケアチームが、繰り返し話し合いを行い、患者さんの意思決定を支援するプロセスのこと」[9]

　日本医師会の定義。やはりキーワードは「将来の変化に備える」「患者さん主体」「家族や近しい人も」「繰り返し話し合う」というところでしょう。

「アドバンス・ケア・プランニングは、将来の医療に関する、価値観、人生の目標、好みを理解し、共有することで、その人をサポートするプロセスです。ACPの目標は、深刻な病気を持ったとしても、人々が自分の価値観、目標、好みに合った医療を受けられるようにすること」[10]

　こちらはアメリカの医学部教授レベッカ・スドレ（Rebecca Sudore）の提唱したもの。目標や好み、を大切にする姿勢がはっきりとわかる、ACPのポジティブな面がわかりやすい説明です。

「『ACPは将来の医療・ケアについて、本人を人として尊重した意思決定の実現を支援するプロセスである』
　※ACPの実践のために、本人と家族等と医療・ケアチームは対話を通し、本人の価値観・意向・人生の目標などを共有し、理解した上で、意思決定のために協働することが求められる。ACPの実践によって、本人が人生の最終段階に至り意思決定が困難となった場合も、本人の意思を

くみ取り、本人が望む医療・ケアを受けることができるようにする」[11]

　この日本老年医学会の定義は、あくまで「本人」を尊重するという基本姿勢がはっきりしています。

　いかがでしょうか？　少し、ACP って何なのか、わかってきましたか？

【参考文献】

1）　厚生労働省. 令和3年版厚生労働白書 資料編.
2）　Kutner L. Euthanasia: due process for death with dignity; the living will. Indiana Law J. 1979; 54: 201-228.
3）　Brett AS. Limitations of listing specific medical interventions in advance directives. JAMA. 1991; 266: 825-828.
4）　Teno JM, et al. Advance care planning. Priorities for ethical and empirical research. Hastings Cent Rep. 1994; 24: S32-36.
5）　西川満則, 他. ACP入門 人生会議の始め方ガイド. 日経メディカル. 2020.
6）　Detering KM, et al. The impact of advance care planning on end of life care in elderly patients: randomised controlled trial. BMJ. 2010; 340: c1345.
7）　Abel J, et al. The impact of advance care planning of place of death, a hospice retrospective cohort study BMJ Support Palliat Care. 2013; 3: 168-173.
8）　厚生労働省. 人生の最終段階における医療・ケアの 決定プロセスに関するガイドライン 解説編. 2018年3月.
9）　日本医師会. 終末期医療 アドバンスケアプランニングから考える. 2018年4月.
10）Sudore RL. Defining Advance Care Planning for Adults: A Consensus Definition From a Multidisciplinary. Delphi Panel. JPSM. 2017; 53: 821-832.
11）日本老年医学会. ACP推進に関する提言. 2019.
　　https://www.jpn-geriat-soc.or.jp/press_seminar/pdf/ACP_proposal.pdf

2

人生会議、しよう
〜 ACP と人生会議、日本での広がり〜

紅谷 浩之

　いつか病気やケガをして、自分で判断できなくなったときのために、あらかじめ話し合っておくことはとても重要だと、在宅医療の現場でいつも感じていました。決めるだけでなく、その人の考え方や思いを受け止める、すなわち思考のプロセスを大事にするACPという方法は、医療従事者側の判断に偏らず、患者本人の気持ちを大切にできると思います。このACPが、いろいろな人に知られて、行われるようになることで、本人の意志がより大事にされ、その人らしく過ごせるようになるだけでなく、家族が過度な責任感を抱えて決断しないといけないことも減るだろうと思います。そのために、ACPは専門家だけが知っているのではダメで、広く一般の方にもACPのことを知ってもらいたいと、普及啓発の取り組みがいろいろな方法で行われてきました。

「人生会議」という愛称になったACP

　2018年、厚生労働省よりACPの愛称の募集が行われ、全国から1,073件の応募がありました。その中から「人生会議」が選ばれ、ACPの愛称となりました。ACPの日本語訳と言ってもいいかもしれません。「人生会議」と応募したのは、集中治療室で働く看護師の須藤麻友さんです。須藤さんは「集中治療室の患者さんはコミュニケーションが取れない状態の方も多い。本当に自分のケアに患者さんが満足しているのか聞くことも難しい。『終末期における希望の話をもっと聞いておけたら良かったのに』と思うことがある。医療従事者とだけでなく、食卓の場

など身近な場面でも話し合えるようになってほしい」と話していました。

愛称が決まり、皆さんに浸透していく段階にある「人生会議＝ACP」ですが、日本のこの分野でのこれまでの議論を少し振り返ってみます。

日本におけるACPの議論

2006年富山県射水市における人工呼吸器取り外し事件が報道されたことをきっかけに、2007年厚生労働省は『終末期医療の決定プロセスに関するガイドライン』を取りまとめました。

そこには終末期における医療の在り方に関し、医師などの医療従事者から適切な情報提供と説明がなされ、それに基づいて患者が医療従事者と話し合いを行ったうえで、患者本人による決定を基本とすること、その医療およびケアの方針を決定する際には、医師の独断ではなく、医療・ケアチームによって慎重に判断することなどが盛り込まれています。

2015年「終末期医療に関する意識調査等検討会」において、最期まで本人の生き方（＝人生）を尊重し、医療・ケアの提供について検討することが重要であるとし、「終末期医療」から「人生の最終段階における医療」へ名称が変更されました。

そして最初にガイドラインが取りまとめられてから10年が経過した2017年より開かれた「人生の最終段階における医療の普及・啓発の在り方に関する検討会」にて、ガイドラインの改訂が行われました。このときの改訂のポイントは、病院だけでなく在宅療養や介護施設利用時も想定したこと、本人が意思決定できないときに備えて話し合いに参加するメンバーに、家族だけでなく親しい友人なども含むとされたこと、そしてACPの考え方を取り入れ「本人の意思は変化しうるものであり、医療・ケアの方針についての話し合いは繰り返すことが重要である」とされたことなどが挙げられます。

「先生にお任せします」からの脱却へ

　私もこの検討会に参加させていただいていましたが、医療やケアの専門家だけではなく、法律・哲学・死生学の専門家や行政、患者家族の立場など、あらゆる角度から議論を重ねられたのがとても良かったと感じました。

　第一回の検討会で、とても印象的なシーンがありました。会議終了後に、二人の委員の方が立ち話をされていました。その二人とは、がん経験者で『マギーズ東京』を立ち上げた鈴木美穂さんと、夫を看取った後『ライフターミナルネットワーク』を運営している金子稚子さん。つまり、患者・家族の立場でありながら、そのエネルギーをケアに向かわせている二人です。たまたま近くにいた私に聞こえてきた二人の会話は、

「こんな大事なこと、医療者だけに任せてはおけないですよねー！」

　これを聞いたとき、私はとても安心したのを覚えています。

「先生にお任せします」医療現場では昔は当たり前のように、また今でも時々聞かれる言葉です。医療知識や経験の少ない患者側は、専門的なことを専門家にお任せするしかないときがあります。医学的に、明らかに答えが決まっているものであれば、はっきりと言い切れることもありますが、医学的に「可能性」について述べることはできても、断言できることは少ないのが実情です。さらにそれが、完全に治すことが難しい病気との付き合い方の話になったりすれば、なおさらです。医学的な正解はなく、医学でわかっている部分や、確率の話を踏まえながらも、その人の人生の、その人の選択を、皆で模索するしかない場面が多くあるのです。

　治癒することのない難病になったとき、どこで過ごすのが良いか。がんの標準治療では効果がなかったときに、次の治療はどんな風に考える

と良いか。口から食べるのが難しくなったとき、どうするのか。認知症が進行したとき、どこで誰と療養するのが良いのか。そのような診療場面に出合ったとき、「私は医療の専門家ではありますが、あなたのことについてはよく知っているわけではありません。だから、話をしましょう」と声をかけています。

　なので、医療従事者、特に医者に任せればいい、という考え方からの脱却も、とても大切なことだと感じていました。ACPの「プロセスを大切にする」アプローチは、まさに自分ごととして考える、という意味でも価値があると感じます。だから、検討会での鈴木さんと金子さんの会話は、医療従事者側から「考えてください、話し合ってください」と押すことよりも、患者家族、医療従事者でない支援者側から「大事なことだから、医療従事者だけに任せず、考えなきゃね」という発信になっている、大きな変化の表れだと感じ、私の中では「安心」に聞こえたのです。

事前指示と人生会議の違い

　人生会議で大切なことは、結論を急がず繰り返し話し合うこと、「決めなくていいから、いっぱい話をしよう」ということです。前章のおさらいになりますが、事前指示と人生会議の違いを**図1**にしてみました。「こういうときは、こうしてほしい」とはっきりと指示を言い残す、書き残すのが「事前指示」です。はっきりしていてわかりやすいと言えますが、実際に起こった出来事と書き残されたことが少しでも異なると、判断が難しくなってしまいます。結局、いろいろ書き残されていたとしても、その家族は何も書き残されていない方の家族と同様に、重大な決断を自分たちだけでしないといけないようなプレッシャーを感じます。
　一方、人生会議は、その人の好きなものやこだわり、家族への思いや病気との向き合い方など、結論ではなく、想いや姿勢を会話の中から見つけていくような感じです。「こういうときは？」という投げかけに、

どう反応するか、どう向き合うか、「わからない、決められない」という答えも歓迎しながら話し合いを繰り返すことで、その人らしい考え方、つまりプロセスを見つめていきます。

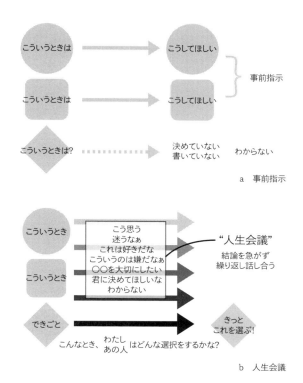

a　事前指示

b　人生会議

図1　事前指示と人生会議の違い

「食べられなくなったら、胃ろうにしますか？」と尋ねられたときに「そんなことは悩んでも仕方ない、絶対にやらないぞ！」と悩むことが嫌いでスパッと言い切る方もいれば、「うーん、それは難しいな、どうしようかな。君はどう思う？　あの人はどう思うかなぁ……、医者に勧められるならやった方がいいのかな。でも、やっぱりやらないでおこうかな……」と迷いながら進んでいく方もいます。この二人を「食べられ

なくなったとしても、胃ろうはしないと考えている」という同じ結論で
まとめてしまうのは、なんだか違うなという感覚はわかっていただける
と思います。

　マルかバツかではない、カラフルなその人らしい気持ちをたくさんキャッチしておくことで、実際に起こったことについて結論まで話せていなくても「父は、こういうときはこう言うと思います」「母の性格なら、こちらを選ぶよね」と、納得しながら決めることができるのです。患者自身も、病気の苦痛や不安から、自分らしさを見失うこともあります。そういったときも苦痛や不安から選択肢を狭めてしまわずに、考え直すきっかけになることもあります。「不安だから、もうしばらく入院していたいよ」「お父さん、いつも自分の家が大好きだって言ってたじゃん。不安の解消方法を一緒に考えるから、帰ろうよ」といった具合に。

人生会議の一例

　在宅医療の現場では、病気の話ばかりしているわけではありません。療養している部屋にたくさんの写真が飾ってあることをきっかけに、その方の趣味のカメラや写真の話に没頭することもありますし、仕事や子育ての苦労話・自慢話もたくさん聞きます。そういった話の一つ一つから、その患者さん「らしさ」を私たちは拾い集めていきます。あらたまって「では、これからのことについて、話し合いましょう」という時間を作ることもありますが、それよりも日々の関わりの中で集まってくる「らしさ」の方が、先のことを考える材料になると実感しています。まさに「決めなくていいから、いっぱい話をしよう」です。「人生会議のかけら」を少しずつで良いので集めていよう、という感覚です。

　人生会議について、私たちがつくった動画も
よろしければご覧ください
（https://www.youtube.com/watch?v=KE_qumJl7bo）。

動画はこちら▶

この動画に出てくる家族とは、まだ「人生会議」という愛称もない頃に出会いました。家族は仲良く何でもよくお話をしている家庭で、それぞれの「らしさ」や想いをよくわかっていらっしゃいました。私も診療に伺うたびに、家族みんなの会話を聞いたり、子どもたちの自慢話を聞いたりして、その人「らしさ」を受け取っていきました。趣味が一致したクリニックのスタッフは、休日に訪ねて行って一緒に遊んだりもしていました。ソフトボールをしている娘のことを心から応援している彼から、小さいときは暗くなるまでキャッチボールをしたことや、県外で試合があっても仕事を休んで見に行くことにしている、なんて話を聞きながら、その応援にかける想いや情熱を感じていました。

　病状が進行したある日、「来週の試合、見に行くのは無理かな、やめておこうかな」とおっしゃいました。確かに、体の調子だけを考えたら、行かない方がいい。でも、彼らしさを共有している私たちは「行かないのはありえない」とすぐに思い、「何言ってるんですか。行きましょう、行けますよ」と私は答えていました。その場面だけを切り取れば、患者の「やめておこう」という気持ちを否定する医師に見えるかもしれません。出会ってばかりの頃だったら「そうですね、あなたがそう思うならそうしましょう」と答えていたでしょう。人生会議のプロセスを共有しているかどうかで、回答は180°変わるものなのです。

日本版のACPとは

　もともとは「病気などにより意思決定能力が低下したときに備えて、今後の治療や療養について、患者さんの意向を叶えるために話し合うプロセス」であるACPですが、病気になったときの治療の決断という範疇を超えて、その人の生き方や人生まで語るツールとして進化しているのが、人生会議だと感じます。つまり、海外からやってきた最初は、あくまで医療に関わるツールだったのですが、人生会議は日本版として、解釈が変化しているのです。ACPの原型から変化させることには反対意見もあります。ですが、この点は先述の検討会でも話題になっており、

アメリカで始まったACPの議論から、拡大した議論になってきていることを検討会メンバーで確認し合ったことがありました。

　確かに、最初のACPからは変化してきていますが、日本は在宅医療という生活と医療が直接接点を持つ医療が発達していることや、病気だけを切り離して考えるよりももう少し大きい「想い」について話して深めていくことの方が、日本人の文化や性格に合うのではないか、という話になりました。ACPが直輸入の形から、日本らしい「人生会議」に進化していくことも大切にできると良いなと感じます。

模索中の日本のACP

　このACP、人生会議が日本の医療者の中にも広まりつつありますが、まだまだ現場では、既存の事前指示と混同している医療従事者もいると感じます。「入院時にACPをとる」と表現して、一通りの延命治療などへの希望をインタビューして記載することをACPと勘違いされていることもありますし、「ACPで延命治療はしないと言っていたから、気持ちが変わらないようにカルテに書いておこう」「先日のACPで胃ろうはしないと確認したのに、家族がやっぱり胃ろうを考えたいって言ってます」など、患者や家族の想いが変化することが許容されなかったり、繰り返し話し合ったりすることが蔑ろにされることもあります。そのような中、在宅医療・ACP・人生会議の普及啓発に熱心に取り組まれている静明館診療所の大友　宣医師は「決定型記録」から「対話型記録」への転換を勧めています。対話そのものを記録することで、決定していない内容についても記録が残るからです。

　このように、医療従事者の中でもあれこれ模索しながら、ACPは広がっている最中です。

　もちろん、このACP・人生会議が、医療従事者側だけで認知・普及が進んでも意味がありません。多くの方に人生会議の意味や大切さが伝わるといいなと日々思っています。

人生会議ポスターの炎上より考える

　人生会議の普及について語るうえで、忘れてはいけない出来事があります。

　2019年11月、厚生労働省人生会議ポスター炎上の一件です。

　11月25日にポスターが公開され、翌日には患者団体などから抗議文が提出され、オンラインメディアの発信をきっかけにSNSで炎上、ポスターの全国への発送は中止になりました。

　この件に関する、私の個人的見解を述べます。

　人生会議というのは、本人がそれをする態勢にあるかが大事です。例えば、「とても気分が落ち込んでいる」「大事な人を失ったばかりで今は考えたくない」そんな状態のときは、人生会議はやってはいけません。厚生労働省の人生会議ポスターは「誰にでも見られるポスター」として発信されたことで、見たくない人にも見えてしまい、傷ついた方もいらっしゃいました。これは、人生会議の大事なところが抜けてしまっているので、良くないです。この点はしっかり謝罪するべきと思います。

　また、人生会議は「死」のために行うのではなく、「生きる」ために行うものなので、普段からの何気ない会話の中から紡いでいくことが大事です。今回のポスターは、まさに「死に際」を演出しているため、人生会議の「生きること」「継続すること」の意味が伝わりづらいと感じます。こちらも残念でした。

　しかし、これまでは「人生会議ってステキでしょ」という発信だけでは、誰も振り返ってくれなかった状態です。市民公開講座みたいなのをやったところで、参加されるのはすでに関心のある方々。真面目なポスターを貼り出しても、気にも留めてもらえませんでした（私自身は「サザエさんで取り上げてほしい」「ドラマで人生会議をテーマにしてほしい」など主張してきましたが……）。

　そういう意味では、今回のポスターの件ほど、これまで知らなかった人たちに届いたものはありません。「やっと、振り返ってもらえた」と

いう気持ちも強いです。

　ちなみに、炎上真っ只中の2019年11月30日、私はなんばグランド花月にいました。ポスターのモデルになった、小籔千豊さんのイベント『小籔大説教　特別編　〜あなたの悩みを説教全開で解決しまくる笑いゼロの2時間半で「人生会議」についてもお話するバージョン〜』に出演するためでした。

　小籔さんは、お母さんを亡くされたとき「もっともっと話をしておけば良かった」と後悔し、その後は、小学校などで「いっぱい話しよう。親孝行しよう。自分はできずに悔しい思いをした」という話をされています。小籔さんが伝えたい人生会議が、まさにポスターの内容だったのでした。

　人生会議は、人の数だけ種類があるべきだと思います。後悔を原点に語りたい人もいれば、ポジティブな話題しか聞きたくない人もいます。その後、「人の数だけ人生会議があるのに、ポスターは1種類っていうのがいけないんだ」と、勝手に人生会議ポスターを作る活動も広がりました（#勝手に人生会議ポスター）。

　知ってもらい、関心を持ってもらい、理解してもらう。

　紆余曲折ありながらも、このステップをゆっくりと前向きに進んでいるのが、日本での人生会議の広がりの現状であると感じています。

【参考文献】

・ 厚生労働省．「人生会議」してみませんか．
　　https://www.mhlw.go.jp/stf/newpage_02783.html
・ 西川満則, 他．ACP入門　人生会議の始め方ガイド．日経メディカル．2020．
・ 大友 宣．シリーズ在宅医療11 決めなくても良いので対話しよう＝多職種によるアドバンス・ケア・プランニング（人生会議）のススメ．札医通信．2019.820; 624．

ネガティブ・ケイパビリティ

西 智弘

　1章・2章の中で「結論を急がず繰り返し話し合おう」「決めなくていいからいっぱい話をしよう」といった表現が繰り返し出てきます。

　実は、アドバンス・ケア・プランニングを実践していくうえでこの「すぐに結論を出さなくてもいいから」という部分は大きなキモになります。話し合いの結果が大事なのではなく、プロセスの中でどんな言葉が出てきて、本人や家族の気持ちの中で何が変化し、そして何が変わらなかったか、が大切で、結果については曖昧なままでもいいですし毎回変わってもいいのです。

　しかし実際には、この「結論は曖昧にしながらも話し合いを続ける」ことは意外と難しいことも知られています。それはそもそも私たちの脳が「結論を出すこと」、つまり「安定すること」を良しとしていて、「結論が曖昧である」ことは気持ち悪く、不快と感じてしまうからです。特に、幼いころからの学校教育の中で「正解を効率よく導き出すこと」に慣れてしまった私たちにとっては、「正解を出さないことが正解である」世界など想像もつかず、混乱してしまうのも無理はないのです。

　そこで重要な考え方に「ネガティブ・ケイパビリティ」という言葉があります。
　ネガティブ・ケイパビリティとは、19世紀の詩人John Keats が最初に提唱した概念と言われています。作家で医師の帚木蓬生さんは、著書『ネガティブ・ケイパビリティ 答えの出ない事態に耐える力（朝日新聞出版）』の中で、

　「ネガティブ・ケイパビリティ（negative capability：NC）とは、『どうにも

答えの出ない、どうにも対処しようのない事態に耐える能力』を指します。あるいは、『性急に証明や理由を求めずに、不確実さや不思議さ、懐疑の中にいることができる能力』をさします」
と述べています。

　NCは緩和ケアの現場でも重要な能力です。例えば、患者に「死にたい」と言われたとき。すぐに問題を解決しようとする立場からは、「抗うつ薬だ」「精神科受診だ」と騒ぎ出すことになりかねませんが、NCを意識できればその患者のベッドサイドに答えを出さずに居続けることができます。次の日も患者は「死にたい」と言うかもしれません。でも昨日と同じ日が、明日も続くのだとしたらそれは悪いことではないともいえます。そこで初めて「死にたいと思ってしまうくらい、おつらいのですね」との言葉が出てきます。「おつらいのですね」は医師国家試験にも出てしまうようなマニュアル化された言葉となってしまいましたが、それは「おつらいのですね」と言葉を発することがまるで患者さんの抱える苦痛を「解決」してくれるような幻想を、若い医療者たちに与えてしまっているかもしれません。現場で、腰が据わっていない状態で「おつらいのですね」と口にして初めて、その空虚さに気づく方も大勢いるのでしょう。

　死を遠くに見据えて結論が出ない対話を繰り返すこと、また死にゆく方のベッドサイドに居続けること。どちらも、言うほど簡単なことではありません。NCを意識して、曖昧さに耐える力を身に着けてほしいと切に願っています。「すぐに答えを出すことを求められがち」な世の中だからこそ、NCの重要性がなお輝くのです。

3

ACPを行うとどんないいことがあるか

西 智弘

「人生会議、しよう」

　国や医療者が気軽にそう声をかけたとしても、多くの人にとって人生会議は「気軽に」行えるようなものではないでしょう。

「何か怖い話をされるのではないか？」

「今、前向きに生きようとしているのに、どうして死を見据えて話さないとならないのか」

「まだ若くて健康で、病気も死からも縁遠いのですが、人生会議なんてする意味ありますか」

など、様々な意見があることは事実です。

　そもそも、人生会議をすることで何かメリットはあるのでしょうか。そうですよね、時間と手間をかけて話し合いをするのですからその意味も分からないままでは、いまいち話に乗れないですよね。

　ここでは「人生会議をすることは、具体的にどのようなメリットがあるのか」についてお話ししていきます。本書のテーマは「日常の中にある人生会議」なので、患者や家族、大切な人、そして医療者との日々の語らいについてお伝えしていくべきなのですが、世界的な研究はどうしても「医療者が患者・家族に、ACPという介入を行う」ことについて取り上げられているため、この章ではあえて医療現場を中心としたACP

の意義について取り上げていきます。

人は自らが死を迎えるということを想定していない

　まず、皆さんは自分が何歳くらいまで生きられると想像しているでしょうか。

　様々な見解があるかと思いますが、日本人の平均寿命が80〜90歳と報告されていることから、それくらいまでは生きられるだろうと考える人が多いかもしれません。では、実際に90歳くらいの患者さんと話をしているときに「もうそろそろ寿命だ」と話す方はまれで、「100歳までは生きたいと思っている」と医師に伝えてくることは珍しくありません。一般的に人は（統計学的に余命が予想される病にかかっていたとしても）、自分の寿命を長めに見積もることが多いものですが、「長め」どころか自らが死を迎えるということが思考の埒外にあるのではないかと思わされることもしばしばです。

　実際の研究でも、進行肺癌・大腸癌患者1,193名に対する調査において、腫瘍内科医が「あなたの病気は完治することは難しい」ということを伝えているにもかかわらず、大腸癌の81%、肺癌の69%の方が、そのことを理解せず「自分は治る」と考えており、また余命の告知がされなければ多くの患者は、医師が予想するよりもかなり長い余命があると考えていたことが明らかになっています。「それは医者のコミュニケーション能力が低いからではないか」と考える方もいるかもしれませんが、実際にはこの研究において「担当医とのコミュニケーションがうまくとれている」と思っている患者ほど抗がん剤治療の目的（すなわち「完治」ではなく「延命」であるということ）に対する理解が低かった、と報告されています[1]。

「死を見据えたうえで、どう生きるかという計画を立てられること、治療や療養場所の選択への意思決定」のためには、ACPを適切に、かつ継続的に行っていくことが重要であることがわかります[2]。

最期に向けた話し合いをすることで、ケアの質が向上

　ACPに関する研究は様々なものが報告されており、介入による有意な差は認めないというものから、有効性が示されているものまで様々です。有意差を示せなかった研究としては、例えば、近年報告されたACTTION試験があります。この研究ではヨーロッパ6か国で肺癌および結腸直腸癌患者1,117人を対象としたランダム化比較試験を行いましたが、主要評価項目であるQOLについて統計学的な有意差を示すことができませんでした。患者の16％は、ACPの会話が苦痛であると報告したのです。一方、患者の67％は「ACPの話し合いを行ったことは役に立った」と回答し、そこで自らが意思決定できなくなった場合の代理意思決定者を決めることができたなど、ポジティブな声があったことも、報告されてはいます[3]。このACTTION試験では、考察で「介入の潜在的な不十分さ」が指摘されており、介入の回数が少なかったり、各地域の状況やニーズに適合していなかったりしたのではないかと考えられています。

　では、有効性が示された研究をみてみましょう。
　Deteringの報告したオーストラリアでのランダム化比較試験においては、ACPの介入群の方が、終末期の患者の意向がより治療に反映され（介入群86％ vs 非介入群30％）、遺族の満足度が上がり、抑うつや不安障害の頻度も減少したと報告されています[4]。また、患者の自己コントロール感が高まるとしたMorrisonらの報告もあります[5]。

　また、Mackらの報告したStage IVの患者1,231名を対象とした研究では、がんが進行していった結果として、患者の約半数がその経過の中で積極的延命治療を受けていたのですが、ACPによってそれが変化したことが報告されています。積極的延命治療とは「死14日以内の化学療法：16％」「死30日以内のICU入室：9％」「死30日以内の入院加療：40％」などといったものですが、死の1か月以上前にACPを行った群に

おいては、これらの積極的延命治療が50〜60%減少し、ホスピスケアを受ける頻度、紹介の早さも改善したという結果が示されています（この研究における話し合いは、正確には「終末期に向けた話し合い＝End of Life Discussion：EOLd」なので、ACPとは若干ニュアンスが異なるのですが、ここではACPとして統一して話します）[6]。これはACPを行ったから、本来は受けたかった積極的延命治療が受けられなくなった、ということではなく、本当は延命治療ではなく緩和的治療を中心に受けたいと考えていた人は緩和的治療を、積極的延命治療を希望していた人はその通りになった、という結果であることが明らかにされています[7]。また、そういった選択によって「意図的に積極的治療をあきらめさせられた結果、余命が短くなったのではないか」という懸念を持つ方もいるかもしれませんが、実際には補正後データにおいて生存期間に有意な差は認められないことも報告されています[8]。

では、ACPが行われることによって積極的延命治療が減ることは、患者にとってどのような利益をもたらすでしょうか？　Wrightらの報告[8]では、延命治療が多く、ホスピスの利用期間が短いほど患者のQOLは低下し、また家族のQOLも低くすることが明らかになっています。

ACPを行った患者は、自身の病気に対する受け入れが良くなり、延命よりも症状緩和を重視し、実際に適切なケアを受けられるようになったことでQOLが向上していました。そして、終末期に向けた話し合いをしたことで、不安やうつ、悲しみや恐怖などが増えることもありませんでした。一方、家族もACPを行ったことで、患者の死後の抑うつや後悔がより少なく、QOLが高くなったことが報告されています。

このように、ACPを適切に、かつ継続的に行っていくことは、患者や家族にとって、病状を正しく理解し、自分の人生を悔いなく歩むための準備ができること・望まない治療選択肢を避けることにつながり、結果的にQOLを高めることにつながります。ただし、介入方法やその強度によっては、その効果も不十分となり、不適切な介入となれば、ACPそ

のものによって苦痛を生じる可能性もあります。最近のACPを取り巻く方向性は「それぞれの地域における文化や背景、ニーズを考慮したものであること」「信頼できる人間（医療者）と継続的な関わり合いを持つことで話し合いを進めること」が良い結果をもたらすのではないか、という考察に基づいていると思われます。繰り返しになりますが、本書におけるテーマは「日常の中にある人生会議」ではありますが、医療機関においても、できる限りその地域の文脈や診療内外における会話の流れ・関係性を重視したACPが重要になってくることが示唆されます。

日本人においてもACPは有効かつ必要

　文化・背景によってACPの有効性に違いがあるのなら、日本における報告にも目を向ける必要があります。
　山口らによる、専門的緩和ケアサービスを受けて亡くなったがん患者の遺族9,123名を対象とした質問紙調査では、ACPが行われた遺族、しかもその時期が早ければ早いほど、抑うつや遷延性悲嘆障害（死に伴う悲嘆反応が半年以上にわたって続き、しかもそのために日常生活や仕事・学業、対人関係などに支障が生じている状態、いわゆる複雑性悲嘆）を合併することが少ないということが示されています（**図2**）[9]。

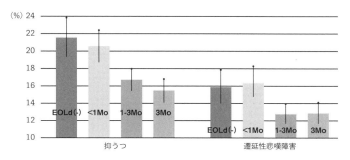

図2　ACP/EOLdが早期に行われるほど遺族の抑うつや複雑性悲嘆の頻度は下がる（文献9より作成）

　また、この調査では、「Good Death Inventory」というスケールで評

価した「患者の望ましい死の達成」についても、ACPを早めに行った群の方が有意に点数は高く、終末期に受けたケアの質に対する評価も高かったと報告されています（つまり、患者自身のQOLも高かったことが示唆されます）。

　次に、桜井の報告したがん遺族200名への2016年の調査では、亡くなるまで化学療法を行っていた例は33％と報告されていますが、今後についての話し合いを行った群と行わなかった群に分けると、24％対39％と大きな開きがあります[10]。他にも、「話し合いを行った群：行わなかった群」での比較で、看取り場所は「一般病棟35％：62％」、「緩和ケア病棟17％：5％」、介護認定の有無「54％：24％」、緩和ケア外来の利用も「28％：7％」と大きく開いています。緩和ケア外来／病棟の利用率が高いほど、がんなどによる痛みが緩和された割合（鎮痛率）が高かったことも報告されているので、この調査から、ACPを適切な時期に行って緩和ケアを利用するとQOLを高めることは確かなようです。
　しかし、ACPを行ったかどうかについては、59％の方が「行っていない」と回答しています。国内においても多くの方が、最後まで積極的治療に固執し、適切な緩和ケアにつながっていない状況があると思われます。

　治療期間と話し合いの関係性については、橋本らの報告が参考になります。国立がん研究センター中央病院で治療を受けた255名の患者のうち、亡くなる3か月前まで化学療法が行われていた例が47％と報告しています[11]。ただし、緩和ケア病棟の情報提供が行われなかった群では、最後の化学療法から亡くなるまでの期間（中央値）が37日であったのに対し、情報提供が行われた群では117日という結果でした。多変量解析でも、「緩和ケア病棟に関する情報提供を行ったかどうか」が、適切な時期に「体力を温存する治療」に切り替え、QOL改善に努めていくことと最も関連した因子として抽出されました（**表1**）[11]。

表1 最後の化学療法を受けてから、亡くなるまでの期間に関連した因子（多変量解析）（文献11より一部改変）

	オッズ比（95% CI）	P値
緩和ケア病棟についての情報提供	10.3（4.3 − 24.4）	＜ 0.0001
症状がある	2.23（1.15 − 4.3）	0.02
年齢（45歳以下）	2.73（1.26 − 5.70）	0.001
性別（男性）	2.26（0.81 − 6.34）	0.11

　以上の結果からも、日本国内においてACPを適切に行うことは、海外と同様に、患者のニーズに合った治療選択に役立ち、緩和ケアと早期につながることで、終末期に向けたQOL改善につながり、また家族の精神的ケアにもつながると示唆されています。

「大地震に備えて……」など伝え方の工夫

　もちろん、「ACPを行う＝もう明日にでも死を迎えるかもしれない」などと怯えて暮らすのが良いとも思いません。昔の武士には「影腹」といって、朝に切腹の真似事をして「いつでも死ぬ覚悟」を持って全力で事に当たるべきだ、という教えもあったと聞きますが、現代の一般人である私たちにとってそれはいささかハードルが高いことでしょう。

　筆者は、ACPについて切り出す時の常套句として「地震」を例にした話をすることが多いです。例えば、

　「今後のことについて少しお話をしておきたいのですが……、もちろん今後も今の治療が効いて、○○さんのおっしゃる通り5年も10年も寿命が続くことが理想ですよね。私もそうなればいいと思っていますし、そうなるようにできる限りのお力添えをしていきます。

　ただこれは、『良いシナリオ』の話だとも思うのです。私は医者ですから、どうしても『悪いシナリオ』についても考えてしまいます。『悪いシナリオ』と聞くと、○○さんは『そんなこと、今は考えたくない』

と思われるかもしれませんが、これは大地震に備えるような話です。つまり、誰だって災害に遭わず平穏な日々が続いた方がいいと思いますよね。でも一方で、大きな地震が起きたときのために自宅に水とか食料を備蓄するじゃないですか。今日のお話もそれと一緒で、万が一のことが起きたときの保険として、そのような悪いことが起きたときにどうしていきたいかも一緒に考えてみませんか、ということなんです」

などと言って、ACP を促していきます。緩和ケアの領域では「最善を期待し、最悪に備える（Hope for the best, and prepare for the worst）」という有名な言葉がありますが、それを具体的な例を用いてお話しするとこんな感じになります。

　なお、話の入り方として、いきなり「今日は人生会議をしましょう」と脈絡もなく切り出して、こんな話を始めることは滅多にありません。本書のテーマの「日常の中にある言葉」こそが、こういった話し合いを始めるうえでのきっかけになることが多いです。例えば、患者さんより

「こんな病気になって、あとどれくらい生きられるのかなって不安になるよ」
「CTの結果で抗がん剤が効いているってことは、私はまだまだ大丈夫ということですね」
「この前テレビで○○っていう芸能人が、私と同じ病気で亡くなってショックでした」

のような雑談めいた言葉に出合った場合、「そうでしたか」とスルーするのではなく、「なるほど、そういうことでしたら、今日はそれについて少し話しましょうか」と話題を膨らませていくチャンスととらえるべきなのです。

【参考文献】

1）Weeks JC, et al. Patients' expectations about effects of chemotherapy for advanced cancer. N Engl J Med. 2012; 367: 1616-1625.

2）Enzinger AC, et al. Outcomes of Prognostic Disclosure: Associations With Prognostic Understanding, Distress, and Relationship With Physician Among Patients With Advanced Cancer. J Clin Oncol. 2015; 33: 3809-3816.

3）Korfage IJ, et al. Advance care planning in patients with advanced cancer: A 6-country, cluster-randomised clinical trial. PLoS Med. 2020; 17: e1003422.

4）Detering KM , et al. The impact of advance care planning on end of life care in elderly patients: randomized controlled trial. BMJ. 2010; 340: c1345.

5）Morrison RS, et al. The effect of a social work intervention to enhance advance care planning documentation in the nursing home. J Am Geriatr Soc. 2005; 53: 290-294.

6）Mack JW, et al. Associations between end-of-life discussion characteristics and care received near death: a prospective cohort study. J Clin Oncol. 2012; 30 :4387-4395.

7）Mack JW, et al. End-of-life discussions, goal attainment, and distress at the end of life: predictors and outcomes of receipt of care consistent with preferences. J Clin Oncol. 2010; 28: 1203-1208.

8）Wright AA, et al. Associations between end-of-life discussions, patient mental health, medical care near death, and caregiver bereavement adjustment. JAMA. 2008; 300: 1665-1673.

9）Yamaguchi T, et al. Effects of End-of-Life Discussions on the Mental Health of Bereaved Family Members and Quality of Patient Death and Care. J Pain Symptom Manage. 2017; 54: 17-26. e1.

10）桜井なおみ. がん患者白書2016　がん遺族200人の声「人生の最終段階における緩和ケア」調査結果報告書. 2016.

11）Hashimoto K, et al. Factors that affect the duration of the interval between the completion of palliative chemotherapy and death. Oncologist. 2009; 14: 752-759.

4

緩和ケアにおけるACP

西 智弘

　ここでは、引き続きACPの意義について、より緩和ケア領域を意識してお話ししていきます。ここで言う「緩和ケア」とは、一般的にイメージされる「終末期の緩和ケア」ではなく、もっと広い意味、つまり人

表2　時期におけるACPの3つの分類（文献1より作成）

	想定している 代表的な対象者	話し合いの内容（例）
1. 一般的なACP（General ACP discussion）	・成人である一般市民 ・意思決定能力がある ・健康、もしくは持病があっても安定している	・代理決定者は誰か ・価値観やいのちに対する考え方 ・危篤の状態となり回復の見込みが乏しい状態になった場合にどのような治療やケアを望むか
2. 病気や病状に応じたACP（Disease-specific ACP discussion）	・成人で意思決定能力がある ・慢性疾患があり入院を繰り返している ・持病の病状が進行してきている ・人生の最終段階を自分のこととして考えている	・代理決定者は誰か ・価値観やいのちに対する考え方 ・危篤の状態となり回復の見込みが乏しい状態になった場合にどのような治療やケアを望むか ・病気や病状のこれからの見通し ・治療やケアの選択肢 ・治療・ケアを受ける場所 ・本人の希望する治療やケア、受けたくない治療やケア
3. 死が近づいたときのACP	・成人で意思決定能力がある、もしくはその代理決定者（家族など） ・持病の進行で死が近づいている	・代理決定者は誰か ・死が近づいたときに希望する治療やケア ・死が近づいたときに希望する療養場所 ・心肺蘇生に関する希望 ・POLST

が健康な時から、将来大きな病気になった時のことまでを含む、苦痛の予防的アプローチを包括した緩和ケアです。

　まず押さえておきたいこととして、ACPには「一般的なACP」「病気や病状に応じたACP」「死が近づいたときのACP」があります[1]。神戸大学が、この3つのACPの違いについて**表2**のようにまとめています。

　これを見てわかる通り「自ら（もしくは自らの大切な人）が遠くない将来の死に直面している」かどうかで、大きく2つに分かれます（2および3）。前章で解説したACPのエビデンスのほとんどは、この2および3の状況での意義についてでした。

　一方で、本書では1の状況のACPを含めたアプローチを考えています。実際、この時期におけるACPの効果についてはあまり有効性（つまり、まだ健康である時期に終末期について話し合いをしたとしても、その意向が実際の終末期の治療に反映されるかどうか、それによって満足度やQOLが高まるのかどうかを示すエビデンス）がありません。そもそも、医療知識を持たず、将来自分がどのような病気になるのかもわからない一般の方に対し「人工呼吸器をつけるかどうか」「最後はどこで過ごしたいか」と聞いたところで、具体的なイメージを持つことは難しいでしょう。

　例えば、医療従事者側として、40代の健康な方とACPをすることになったとします。そこで、その方が30年後に心不全になるのか、認知症になるのか、がんになるのかわからない状況で、具体的な話を進めることは困難であると、想像ができるでしょう。認知症の経過とがんの経過は異なりますし、また、がんといっても乳がんと胃がんではやはり考えるべきことは変わってきます。結局のところ、40代で具体的なケアの選好をについて話し合いをしたところで、それは実際に病になったときに大きく変化してしまうため、この時期にACPをする意義は乏しいのです。

　また、具体的なACPを行うには適切な時期があり、私たち緩和ケア

の専門家は「Surprise Question」を用いて、その時期を図ることが多いです。Surprise Questionとは、自分の目の前にいる患者について「この患者さんが1年以内に亡くなったら驚きますか？」と自問するというものです。その自問に対し「いいえ、驚きません」と答えられるなら（表2における2の）ACPを開始するべきとされています。ちなみに、日本で行われた、緩和ケア医に対するSurprise Questionの感度・特異度を、2,425名のがん患者で評価した研究（J-ProVal study）で、30日以内に亡くなることに対する感度は96％、特異度は37％、また7日以内に亡くなることの感度は85％、特異度は68％と報告されました[2]。簡便に用いることができ感度が高いため、スクリーニングツールとして用いることは有用ですが、特異度が低いため「30日以内に亡くなっても驚かない」と答えられた患者の中には、30日以上生きられる患者も含まれてしまうことに注意が必要です。

　そして、このSurprise Questionで「1年以内に亡くなったとしたら驚く」という状態の方に行う（表2における1の）ACPは、得られる利益よりも害の方が大きい可能性があることも指摘されています[3]。そのため、健康な方や持病があっても安定している人については「終末期に向けた具体的な話し合いをするACP」を行うのではなく、別のアプローチがとられるべきだとされています。

安定している方に対して求められるACPとは

　では具体的に、健康な方や持病があっても安定している人へはどのようなアプローチが望ましいのでしょうか。

　まず前提として、このような方々に対するアプローチとしては「自分の意思を推定してくれるだろう人を選ぶ」ことと「価値について話し合う」ことが推奨されています。

　「自分の意思を推定してくれるだろう人」とはつまり、万が一自分が何

らかの急性疾患や事故などで意識不明状態に陥った場合、自分の代わりに治療内容やケアについて医療従事者などと考えてくれる代理意思決定者のことです。代理意思決定者は配偶者でも良いし、親でも子供でも、また知人や友人でもかまいません。もっと言えば、「私には代理意思決定者を頼めるような人はいないし、頼みたくもない。その場その場で、医療従事者とか周囲の人が話し合って決めてくれていいし、それで誰を恨むこともない」と決めてもらうのでも良いのです。大切なことは、その代理意思決定者を決めたこと（もしくは代理意思決定者を置かないことにしたこと）を、その相手および周囲の方々と情報共有しておくことです。そしてできれば、どうしてその方が自分にとっての代理意思決定者なのかという理由も含めて共有しておくと良いでしょう。配偶者や子どもという関係性なら、社会通念上「当然のもの」として捉えられると思いますが、遠い親戚や友人などを指定する場合に「どうしてこの人なのか」というトラブルが発生しがちだからです。また、代理意思決定者を置かないという情報もシェアした方がいいのは、本人は「成り行きで」と希望されていても、その情報を周囲の誰も知らなければ、結局は社会通念に則って、日常的にほとんど交流がなかった姪や従兄弟などが急に病院から呼び出されて「人工呼吸器をつけるか否か、つけた場合その後についてもあなたが身元引受人となっていただけるか」を迫られることになるからです。それで遠い親戚を悩ませることは、本人の希望に添っているとは言い難いですし、医療従事者および代理意思決定者にとっても負担が大きいことです。

　次に「価値について話し合う」について。これは例えば「もし、残された時間がかなり短いことが予測される状態になったと想像してみて、その時に大切にしたいことはどんなことですか」との問いに対して考えてもらうといったアプローチになります。先述の通り、実際に自分がどんな病気になるか？　いつなるのか？　そのときに周囲の状況はどうなっているのか？　など、正確に想像することは不可能ですから、ここでは大まかに考えてもらうことになります。「家族など大切な人と過ごす

時間が大事」と考える人もいるでしょうし、「今やっている仕事を完成させることを最優先したい」という方もいるでしょう。また日本人では「できる限り他人の迷惑にならないようにしたい」と答えるのも多いパターンです。そして、ここで重要なのは「価値について話し合う」ですから、「どうして、そう思われるのですか？」と質問をして、心理を掘り下げていきます。例えば「迷惑をかけたくない」と述べる方々がいたとしても、その中でAさんは「子どもたちの人生に負担をかけたくない（つまり、子どもたちに独自の人生を歩んでもらうことを大切にしている）」と答える一方で、Bさんは「トイレに自力で行けなくなってまで、生きていたくない（つまり、自律性・人としての尊厳に価値を置いている）」と答えるかもしれません。同じ「迷惑かけたくない」でも、その大本にある価値観は人それぞれで、それはある程度会話を深めていかなければ明らかになりません（自分自身でも言葉にすることで、初めて気づくというパターンもあります）。

そもそも緩和ケアは終末期に限定されたアプローチか

　本書で取り上げる「わたしたちの暮らしの中にある人生会議」とは、一般的なACP（General ACP discussion）を中心とした概念だと確認してきたわけですが、これは前章で説明した、終末期に向けたACPとは完全に分かれてしまっているものでしょうか。

　冒頭に述べた通りそもそも緩和ケアとは、終末期に限定されたものではないのです。いずれ死に至る重篤な病を抱えた方とその家族に対し、身体的・精神的・社会的・霊的（スピリチュアルな）苦痛＝全人的な苦痛を、癒し和らげるケアこそが「緩和ケア」とされていますが、人間はいずれ誰しもが死に至る病を抱えている以上、どのような時期においても緩和ケアと無縁ではないと私は考えています。今は20代・30代と若く、病気などとは無縁で生きている方々も、50年もすれば誰しもが老い、時に何らかの病を得、身体が思うように動かない中で様々な苦痛に苛まれる

ことになります。もう少し言えば、それ以前からも徐々に身体や精神の機能は衰えていくわけですが、苦痛が限界になって「この苦痛を和らげてほしい」と言い始めてからでなければ、緩和ケアは機能しないのでしょうか。

　もちろん身体的な苦痛、例えばがんによる痛みなどについては、病気が進行してからでなければ発生しませんし、それを病気の発生前から予防することはできません。しかし、若いころから日々の会話の中で「代理意思決定者（になりうる人）」と価値観を共有したり、大きな病気になった後も経済的に困窮しないようにしたり、社会的な役割を果たせるようにお膳立てをしておいたりすることで、身体的苦痛以外の3つについては、予防または軽減できる可能性があるのではないかと考えています。具体的には、ACP（人生会議）そのものやその大切さについて一般の方に向けてPRを行ったり、街の中で「大きな病気になったとしてもあの場所に行けば、まずは相談できるよね」という場を整えておいたり、また医療従事者も一般市民の一人として、カフェやコワーキングスペースなどの公共空間に滞在し、一般の方々との何気ない会話の中から小さな不安や社会的課題を見つけていったりすることなどが挙げられます。こういった取り組みを、筆者は個人的に「緩和ケアを基盤とした初期からのアプローチ（Palliative care based primary approach）」と呼んでおり、誰しもがいずれ専門的かつ濃厚な緩和ケアを必要とする状態になることを見据えて、その何十年も前から少しずつ、個人および社会システムに対する準備を進めていくアプローチが大切であると考えています。

　ちなみにこういった、町全体のシステムに対するアプローチは1年や2年の単位で結果が出るものとは言えません。社会や行政システムに対し少しずつ働きかけていくことで10年後くらいに「10年前と比べれば少しはましになったよね」くらいのレベルのものと考えてください。本書で進めていく「わたしたちの暮らしにある人生会議」の取り組みについても、今、この本を読んでいる皆さんがこれから進めていくことで、10〜20年後には少なくとも今よりは、患者本人の意向が治療・ケアに

反映され、QOLが向上し、終末期における全人的苦痛が、緩和しやすい状態になることを目指します。緩和ケアのアプローチのうち、特に社会的苦痛やスピリチュアルな苦痛については、病棟や診察室の中だけ、終末期の限られた時間だけ、緩和ケアの専門家だけでは、到底緩和しきれない多大な課題をはらんでいます。緩和ケア医療者だけではなく、外科や腫瘍内科といった専門家、またプライマリ・ケアを担う家庭医療、地域包括支援センターやケアマネジャーなどの福祉領域、そして行政や一般企業、市民一人一人に至るまで、多くの方々の協力が必要なのです。

　また、本書をお読みの皆さん一人一人が「緩和ケアを基盤とした初期からのアプローチ」を意識して、暮らしの中にある人生会議に取り組んでもらうことが、自分自身や大切にしている方のいざというときの苦痛を和らげることができる、社会への第一歩と言えると考えています。

【参考文献】

1) 神戸大学. 患者・家族と創る日本版アドバンス・ケア・プランニング〜人生最終段階の幸せを支える. https://www.med.kobe-u.ac.jp/jinsei/acp_kobe-u/acp_kobe-u/index.html

2) Hamano J, et al. Surprise Questions for Survival Prediction in Patients With Advanced Cancer: A Multicenter Prospective Cohort Study. Oncologist. 2015; 20: 839-844.

3) Johnson S, et al. Advance care planning for cancer patients: a systematic review of perceptions and experiences of patients, families, and healthcare providers. Psychooncology. 2016; 25: 362-386.

社会的処方と
Compassionate communities

西 智弘

　本章で述べた、「緩和ケアは終末期に限定されたものではない」、「緩和ケアを基盤とした初期からのアプローチ（palliative care based primary approach）」については、2021年6月末に行われた日本緩和医療学会にてAllan Kellehearも「Compassionate communities」という概念を提唱していました。この講演でKellehearは、「緩和ケアにおいて医療が関わる領域はその人の人生の5％に過ぎない。残りの95％の人生は地域において生活をしながら時間を送っているわけですが、そこに対するケアは無視されている」と主張していたのです。つまり、医療者は生命を脅かすような病（それは癌だけではなく認知症や心不全、老化なども含む）について、緩和ケア外来やホスピスでのケアを行うことで「やったような気」になりがちですが、実際には患者さんや家族は、日々の生活、また学校や職場の問題、経済的な問題、孤立や孤独、そして実存的な苦痛にさいなまれているのに、それを見ないようにしているだけではないのか？　という問題提起をしていたのです。

　現在では抗がん治療の進歩により、進行癌と診断されたとしても「自宅で治療に専念して安静に」ではなく、癌と共存しながら生活をしていくことが可能になってきています。そして癌による死を遠ざけることは可能となりましたが、癌と長く付き合わなければならないことによる新たな苦痛も表面化してきました。例えば、癌を抱えながら職場に通っているときには「以前と同じパフォーマンスを出せない自分は、会社のお荷物ではないのか」と悩み、治療にかかるお金によって「自分のような金食い虫がいる方が家族に迷惑をかけているのでは」と悩みます。そしてこのような、病院外で生じる苦痛について、誰がケアをしているのか？　ということなのです。もちろん、そのケアの全てを医療者が担うのは難しいことも事実で

しょう。だからこそ、各地域の住民や専門家が協力しながら、病に伴う社会的苦痛（孤独・孤立を含む）についてお互いをケアし合う地域＝Compassionate communities を整備し、「残り95％」を地域全体でケアできるまちづくりに関与していくべきだとKelleharは説いているのです。

　孤立や孤独の問題については、イギリスを中心に「社会的処方」という考え方が広まってきています。社会的処方とは、「薬で人を健康にするのではなく、まちの中のつながりを利用して人を元気にする仕組み」と私は説明しています。例えば、「不眠」を主訴に来院した方がいた場合、普通の診療なら睡眠薬を処方して終わりにするでしょう。しかし、その不眠の原因をよくよく聞いていくと「実は半年前に配偶者を喪って、それから引きこもり状態なのです」ということであれば、単に薬を処方するだけではなくもっとできることがあるかもしれませんよね。もう少し話を伺って、その方が若いころは配偶者と共に花屋を営んでいたことを聞き出すことができたら「まちの美化に取り組むNPO法人」とつないでみる、ということもできます。そうすると、その患者はNPOメンバーと友達になり、花壇の整備という役割ができ、笑顔になって薬からも離脱できる…といったストーリーもあるということです。「睡眠薬で眠れるようになった」「NPO法人とつながることで眠れるようになった」、どちらもアウトカムは一緒です。しかし、睡眠薬を飲みながら引きこもりを続ける人を作り出すことと、まちの中で仲間たちと楽しく過ごす未来と、自分が患者ならどちらが良いと思うでしょうか。

　日本においては2021年6月18日、「経済財政運営と改革の基本方針2021」いわゆる「骨太方針2021」が閣議決定され、その中で「孤立・孤独対策」の施策として「社会的処方」を活用していくことが明記されました。私たち医療者も、今後は積極的に社会の中に関わっていき、Compassionate communities を整備し、病院の中では見つけにくい苦痛を住民みんなで協力しながらケアし合っていく社会を作り上げていくべきだと私は考えています。

わたしたちのACP：
ものがたり診療所の場合

佐藤 伸彦

ものがたりと人生会議の実践

アドバンス・ディレクティブ、リビング・ウィル、インフォームド・コンセント、フレイル、サルコペニア、ロコモ……。

外来語と言われる言葉が氾濫しています。英語の発音をそのままカタカナ表記しただけですから、意味がわからないのは致し方ないことではあります。

「アドバンス・ケア・プランニング」もそのような言葉の一つです。

日本語では「翻訳語」というものがあります。外国語の翻訳で生まれた新造語で、明治時代に多くの翻訳語が生まれています。有名なところでは、society が社会、justice が正義、truth が真理、nature が自然、他にも良心、個人、哲学など概念的な言葉が挙げられますが、今私たちは何の違和感もなくそれを使っています。「愛」という言葉も明治時代まではなかったと言われています。余談ですが、"I love you." を二葉亭四迷は「死んでもいい」と訳し、夏目漱石は「月が綺麗ですね」と訳しています。

ちなみに、"frailty" は、日本では虚弱、衰弱と訳したため、その概念がうまく伝わらず、今は、カタカナ表記の「フレイル」となっています。なお、私はこれを富山弁で「だんだん弱り」と訳して、地域の高齢者に説明をしています。だんだん弱りという言葉は、この地域では日常茶飯のように使われていますので、概念を理解するのには良い翻訳だと思っ

ています。

　日本語に対応する、あるいは相当する言葉がない場合、その外国語の持つ概念が日本には希薄であるか（ない場合もあり得るかもしれませんが）、別の表記になっていることに気がつかないのでしょう。

　ACPが海外ではどのような概念なのか、どのような経緯で「人生会議」となったかについては、2章で述べられていますのでここでは省きます。言葉が社会に定着するには、おそらく数十年という時間が必要なのだと思います。50年後、人生会議という言葉を誰もが違和感なく使っている時代であることを願っています。

　さて、当診療所ではあえて「ACP」「人生会議」という言葉を使っておりません。日々実践していることが、まさに広義のACPなのだと考えています。

　そこで、ここではACPの概念とも重なるだろう「ものがたり」ということについて述べ、この後、いくつかの実践をご紹介したいと思います。

人生会議の実践に必要な考え：ものがたりを知ること

「ものがたり」とあえて平仮名で書かせていただいています。「物語」と漢字で書くと一つのまとまり、名詞、静的な意味が強く、完成され伝記のような感じがするからです。「患者さんの物語は大事だ」というような使い方です。それに対して平仮名のものがたりは、ある事柄とある事柄を結びつけて意味を作るという、どちらかというと動詞、形容詞的、流動的な意味合いで使っています。

　私たちはそうしたものがたりを通して、日々の生活の中でいろいろなことを選択・決断し、それを繰り返すことで徐々にその人なりの考え方のくせ、考え方の傾向というものを作り上げているのです。そして、そ

の総和を「価値観」「人生観」と呼んでいるのだと思います。ですから、価値観や人生観を突然見知らぬ人に（それが医療・介護関係者であることが多いのですが）問われても、即答できる人はほとんどいません。だとすれば、何かのときに必要なことは、価値観や人生観を聞くとか、一緒に考えるとか、単純な行為ではないと思います。必要なのは日頃からその方が、どのようなものがたりを作ってきたのかを知る努力がいかにできているかという、私たち（個人だけではなく組織全体）の態度や姿勢に依っています。しかし、病気や介護は、必要になってはじめて医療介護と出会うわけで、関わる時間が少ない私たちがその人のものがたりを理解するのはとても難しいことです。

　では、当診療所の考え方の実践と取り組みの実践をご紹介します。

人生会議の実践に必要な考え：その人のルールを知る

　ものがたりとは、「事柄と事柄を結びつけて意味をつける」、別の見方をすれば「意味づけをルール化する」ということです。「ものがたりは人生というゲームの中のルールである」と考えるとわかりやすいかもしれません。その人の人生のルールを知れば、おそらくこれから起こるであろう未来の何かのときに、たとえ自分自身で意思決定できなくても、家族や友人がそのルールを知っていれば人生会議は順調に進んでいくはずです。

　新しいことが起きると予想してルールを決めておく（事前に指示しておく）よりも、新しいことが起きたときにその人がどうするのか、参考になる過去のルールがあるのかどうかを探す方が実用的であると思います。その人がマイルールブックをお持ちであれば、見せてもらえるような信頼関係を作れば良いのですが、なかなかマイルールブックをお持ちの方は少ない状況です。

　しかし、ルールブックがなくてもゲームに参加することはできます。ルールブックをしっかり読みこなしてから参加する人の方がきっと少な

いでしょう。

　まずは一緒になって遊んでみるということが、最もそのゲームやルールを知るための近道なのかもしれません。

　医師として、看護師として、介護福祉士として、薬剤師として、社会福祉士として関わる人が多くなればなるほど、ゲーム（人生）の情報は多くなり、ルール（ものがたり）もわかってきます。多職種の情報共有が必要であるという所以です。

人生会議の実践に必要な考え：ルールの違いに気が付く

　さて、ここで問題です。「1、3、5、7、9、……。」これは一定の規則に沿って並んでいる数字です。さて、この次は何でしょう？　多くの人は、一定の規則として奇数が並んでいると考え、次は「11」と答えるでしょう。正解です。しかし、「数字が2桁の時は偶数が並ぶ」という決めごと（ルール）に基づく人たちは、「その次は10だよ」と答えるでしょう。それも正解。
　私たちはあまりにも自分のルールを信じ切っています。「10だよ」と答える人たちを、ついつい常識ないとか、理解力がないとか、変わった人だとか、判断してしまう傾向にあります。また、医療現場では、この「人それぞれのルールの違い」が、大きな医療不信やケアの不満になって現れてきます。11と信じ切っている人と10だと信じ切っている人が、いくらルールのことを言わずに話し合っても、平行線であることは間違いありません。

　まず、医療従事者の私たちは「どうしてそのように考えるのだろう（ルールは何だろう）」と立ち止まり、相手の考えを聞く（まずはゲームに参加してみる）ことから始めましょう。ルールが違うということをある程度前提にしておいた方がいいくらい、人はマイルールに従って生きています。

そうしたルールを知るためには、その人のゲームに、まずは参加してみること。この重要さを、私はスタッフに話しています。次は、それを背景に当診療所で行っている実践をお話しします。

遺影撮影会：ゲームに参加してみる

「先生、母さんは100歳も過ぎたし、何があっても大往生、後悔はないです。でも、一つだけ……。縁起でもないけど、葬儀のときに使う良い写真がないのです。」

　訪問診療をしている際に、何気なく娘さんから出てきた言葉です。

「なら、『今』を撮りましょう。遺影って、遺された影と書くでしょ。だから、今の一番良いところを遺してあげましょうよ」

　そんなことから遺影撮影会を催すことになりました。そして、私も一緒に撮ることにしました。まずは、その人や家族のやりたいこと（ゲーム）に参加して、一緒に楽しむことが大事だからです。どうせするなら手を抜かずにということで、着物の着付けやヘアメイクは美容師に頼み、カメラマンも笑顔を撮る専門家に来てもらい、撮影会が開催されました。遺影を撮る本人も、最初は何が始まるのか不安そうな顔でしたが、口紅が引かれた頃から表情も緩み、最後はとても素敵な笑顔で、「遺影」を撮ることができました。
　私も紋付袴を着て、今の影を撮ることができました。家族には、5年以内に私が死んだら、この遺影を使うようにと渡しました。そのとき、家族とは、私が死んだ後の話や最期の迎え方について、話すことができました。
　その後、訪問診療に行くと、本棚の中にきれいに微笑んだ患者さんの写真が飾ってありました。また、それをきっかけに、家族と最期の時間について、いろいろと話ができたと言っておられました。

その方は、107歳でお亡くなりになりました。斎場の中心には遺影撮影会時の106歳の素敵な笑顔があり、喪主の挨拶では、遺影撮影会での話も触れていただきました。地域の人生会議とはこういうものだと思います。

ものがたり付箋：ルールを知る素材を集める

ものがたりは「ある事柄とある事柄を結びつけて意味をつけること」ということは、先に話した通りです。

新しい患者さんとお会いしたときに困るのは、同じ時間・同じ空間を、過去で共有していないために、今の事柄と結びつけようにも、結びつける事柄がないことです。ものがたりを紡ぐことができません。

そこで当診療所では、関わり始めてから、日頃の言動を残す取り組みをしています。それが「ものがたり付箋」です。介護や看護の中では、ケアの記録がうまく共有できないということが多々あります。一方、ものがたり付箋は簡単です。患者さんの言動を、ただ付箋に書くだけです。アセスメントなどは、する必要がありません。ただ付箋に書いて、それを診療所のスタッフルームの壁に貼ってある一人一人の模造紙に貼っていくだけです。

「なるようにしかならん」「鼻からの管は嫌だなぁ」「死ぬのは何も怖くない」「家に帰りたい」「最期まで女でいたい」など、日常生活の中から重要な言葉が拾えます。また、この作業は、スタッフにも大きな負担になりません。ルールを見つけるために必要なことを集めるのです。

サッカーを例に言うならば、「手で触れたらダメと言われた」「赤いカードが出たらゲームに参加できない」「途中で5人まで交代できる」「45分で一回休み」など、そうしたことを集めるだけで、このスポーツが、ルールブックなしでわかってきます。

それと同じように、患者さんの言ってくること・やっていることを、

付箋で書き留めて集めておくだけのことです。何かあったときは皆でそれを眺め、「その人のルール（ものがたり）に従った人生の選択は何だろう」と、想いを馳せることできるのです。これもまた人生会議の一つの形であろうと思います。

6

わたしたちのACP：銀木犀の場合

下河原 忠道

「本人の意思こそすべて」。私はそう信念を持って、高齢者住まいにおける看取りに取り組んできました。施設運営を始めたときは、あまり例が少なかった「生活を面で支え、介護職が主体的に行う看取り」です。普段の暮らしに関わる中で、「本人の選好や価値観を知り、医療やケアに反映させること」を重視しています。そのため、意思決定の場面で意思表出できない場面では、これまでの話し合いを踏まえて、本人の考えを推定し、代弁者になることも行っています。

私の考えが変わった2人の死

　私がサービス付き高齢者向け住宅『銀木犀（ぎんもくせい）』の運営を開始したのは2011年7月のことでした。元々は鉄鋼業や建築業を生業とするビジネスマンだったので、「賃貸住宅の高齢者版」という浅はかな考えで新規参入しました。もちろんその時点では、人の死に向き合うことになる事業とは夢にも思っていませんでした。人生の出会いとは不思議なものです。

　銀木犀を立ち上げてまもなく、最初に入居されたある方の人生の終末期に立ち会うことになりました。上田順子さん（仮称）77歳（享年）です。
　彼女は末期の乳がんを患っていて、もって3か月と余命宣告を受けていました。その事実を知らされた私は、冷や汗をかいたのを覚えています。その当時の私は、頭では分かっているつもりでも、目の前に迫る死

を受け入れるには、経験が少な過ぎました。しかも、人の死は病院で扱われるものだという先入観もあったので（これは大きな間違いだったのですが）、大変戸惑ったことを思い出します。

　同じころ、私には、病院で亡くなった叔母がいました。彼女も癌でした。その叔母の終末期は、ベッドサイドに、心臓の拍動や血圧を計測する機器が運び入れ、長期間の点滴で手足顔がパンパンに膨れ上がっていた姿でした。そのとき、私は見てはいけないものを見たような気持ちになったのを覚えています。もう話しかけても答えてくれない叔母の変わり果てた姿。そして終わろうとしている命。そのそばで叔父は、叔母の膨れ上がった手足をずっとさすりながら、私に心配をかけまいと笑顔で話しかけてくれた様子が、今でも鮮明に記憶に蘇ります。

　現代医学は、今も、病人から「生活」を剝ぎ取ってしまう傾向が強いです。命の生存期間を延ばすために、高度医療をもって、医療従事者を集約し、多くの診療行為が機能的に行われます。特に終末期は、医師・看護師によって患者は管理され、家族は伝えられる事実をただ認めていかざるを得ない……。私は、無力とはこのことだと感じました。言葉にならない別れの後、叔母と次に会ったのは、病院地下の冷たい霊安室でした。私にとって、死はあまりにも遠い存在でしたが、遺体を見た瞬間に、現実的なものとなりました。理解が追いつかない状態でした。
　そのような経験からか、私の中には、人の死というものは冷たく、理解し難く、無慈悲なものというイメージを持っていました。

　その後に迎えたのが、生命力が衰えつつある76歳の高齢者入居者、上田さんの終末期です。

「私はここで死にます」との覚悟を目の当たりにし

　上田さんは看護師でした。しかも長年、現場の臨床に立ち続けたベテ

ランの看護師で、総合病院で看護師長まで務め上げた方でした。その彼女が人生最後の場所として、高齢者住まいを「自ら」選んだのです。年々増え続ける病院での高齢者の死。そこで行われる延命措置を、上田さんはどんなふうに感じ、現場で指揮を執ってこられたのでしょうか。「本来、病院は人が元気になる場所であって、高齢者が死ぬ場所ではない」と感じていたのではないでしょうか。

　入居したその日、彼女は私に「私はここで死にます」と伝えてくれました。その静かで揺るぎない覚悟をした目は、私も覚悟を決めるほど十分な迫力がありました。ここまで明確な意思決定を言う入居者は、そう出会いません。
　人生の最終段階での医療・ケアは、「医学的な最善＝本人にとっての最善」とは限りません。「できる限り長く生きること」が必ずしも本人の望みではないことがあるのです。

　上田さんと話し、私は自分の浅はかさを猛烈に感じました。全くの素人が死への正しい接し方などわかるはずもありません。そもそも死とはどう捉えるべきでしょうか？　恐れたり、絶望したりすべきものなのでしょうか？　上田さんの覚悟を聞き、私は、上田さんの覚悟に寄り添った取り組みを始めました。

　まず、在宅療養支援診療所や訪問看護ステーションとの連携、とりわけ情報共有は頼まれなくても毎日行いました。また、家族とは揺れ動くコンセンサスや信頼関係をより強固にするため、仕事の都合であまり会えなかった息子さんとも、積極的に意思の疎通を図りました。息子さんは最初、病院へ移ることを希望していましたが、最後は、本人の願いを実現するべく同意してくれました。そして、介護職には、上田さんにここで最期まで過ごしてもらうため「上田さんの覚悟」を一人一人に伝えました（中には「そんな責任は持てない」と辞めていく介護職もいましたが……）。その3か月後、上田さんは、息子さんが見守る中、安らかにその人生を

遂げました。

　今の私や『銀木犀』があるのは、上田さんのおかげだと思っています。
「本人の意思こそすべて」。その考えの根源は、この経験から始まってい
ます。

家族の満足と介護職の役割

　2020年4月の話です。高齢者住宅 銀木犀『船橋夏見』の所長から電
話がありました。

　ある病院に入院している方の家族からの電話でした。その方はしばら
く入院をしていたのですが、様々な疾病を抱えており、そろそろ看取り
の時期が近づいています。そこで、病院から延命の提案を受けたのです
が、患者本人はこれ以上の延命措置は希望せず、また家族も自然に最期
を迎えてほしいと考えているとのことでした。そこで、銀木犀へ受け入
れの相談が入ったのです。

「早ければ数日になるかもしれません。銀木犀での受け入れは可能でし
ょうか？」

　電話越しに聞こえてくる所長の声は、銀木犀を選んでくれたことに対
する感謝の気持ちにあふれ、相談ではなく、決定事項としての報告のよ
うでした。また、私にとって、この出来事は高齢者住まいの存在意義を
再認識させてくれました。

　私が目指すのは、入居者たちにとってのもう一つの「家」になること
です。使い勝手のいい賃貸住宅です。最期を迎える場所にもなり、働き、
自立し、生活を楽しむ場所にもなります。管理も制限もありません。自
由に生きて、安心して死ねる場所です。今まで、銀木犀はたくさんの高
齢者を家族と共に自然に看取ってきました。

ここで、安心して死ねる場所とはどういうものか、一例を示します。例えば、銀木犀に入居し、自然な経過の中で、もうすぐ亡くなることがわかっている方が、家族の前で「下顎呼吸（かがくこきゅう）※」を始めたとします。下顎呼吸は、患者さん本人が苦しんでいるように見えてしまい、これを見たことのない家族にとっては、異常事態と感じ、慌てられる方も多いです。このような家族が不安に陥っているとき、銀木犀では、介護職員が、患者さんとその家族にしっかり寄り添い、励ますことに努めています。

※　下顎呼吸とは、死の直前に必ず現れ、喉の筋力が落ち、舌を支えることができなくなると、舌が喉の奥に落ち込んでき、舌が気道を塞いでしまいます。それにより、度々呼吸が止まることがあるのですが、それを回避しようと顎を突き上げ、その後に沈み込むという現象のことです。

　このような取り組みのおかげか、高齢者住まいにおける看取りは、家族にとって愛する人をふさわしい姿で見送ることができる場所として、家族にとって、忘れられない良いものだったと実感していただくことも多いです。

自然な老衰死につながるACPを

「介護とは、生命力の消耗を最小にするように生活過程を整える実践である」[1]

　つまり、終末期にあっても人は回復過程にあり、生命力の消耗を最小にするという基準で、ケアの方法を選択するべきです。まさに、ここに介護職の専門性がありますね。時には死にゆく過程を、限りなく自然死に近づけていくことも介護職の仕事です。科学的に考えれば、高齢になり、自然にご飯が食べられなくなって、水分を摂ることもやめ、低栄養になり、脱水となる生体状態は、すべての臓器の調和を取りつつ死へと向かう「自然な老衰」です。そこへ医学的な技術を用いて、点滴や経管栄養といった延命措置を施すことは、自然な形で老衰へ向かう万人共通

の生体プログラムを乱す、自然死への妨害になるという視点を忘れては
なりません。

　しかし、日本では、74.8％の方が病院で死亡しています。近い将来に
は、年間168万人もの方が亡くなると言われています。当然、病院は命
の生存期間を延ばすことが目的（延命と賦活）とされる場所ですから、入
院中にはすべてと言っていいほど、何らかの医療行為が行われています。
結果、痛みを伴うもの、わずらわしさを感じながら、人生の終末期を過
ごす方も多いことでしょう。例えば、救急要請により、心肺蘇生措置を
行うことになった場合、胸骨圧迫骨折を伴う心臓マッサージが行われま
す。もうすぐ亡くなることがわかっていて、本人の最後の感覚が胸骨圧
迫の痛みだとしたら……。自然な生体プログラムに則り、老衰していく
高齢者に対して、医療は無力ではないでしょうか。

　介護職は「終末期をどこで、どう過ごしたいか」というテーマを共に
考え続けるパートナーです。生活を面で支えているからこそACPに最
も適した職種と言えます。認知症のある方に対しては、生活の中から湧
き出る本人の意思のかけらや希望を記録に貯めていき、他職種で情報共
有します。たとえ推定意思であっても、本人の意思を考慮します。常に、
本人の意思は何かを確認し、本人にとっての最善を考えるために、その
人が持つ価値観・人生観に関する情報を、生活から得ておくことが重要
です。これが、私が考える、私たちの暮らしの中にある人生会議です。

【参考文献】
1）　飯田大輔. 介護とは何か（参考資料）

看護師が行っている日常のACP

武貞 恵美子

今でも自問自答を繰り返しているⅠさんとの関わりを綴ったメモが私のパソコンに残っています。今回はそのときの出来事を振り返りながら「看護師が行っている日常のACP」についてお伝えしたいと思います。

症例『病床からのSOS』

CASE：Ⅰさん、80歳 男性

【人物像】
茶系の洋服を身に纏い、いつもハンチング帽をかぶっていた。中肉中背で眼鏡をかけ笑顔がのび太くんにそっくりだった。歩行はゆっくりとボチボチ歩き。ママチャリが愛車だった。クリニック開院時からほぼ2週に1度外来を受診し、来院日の外来最終枠はⅠさんの指定席だった。医師との密談は1時間におよぶこともあり、クリニックにとってはサポーター的存在だった。

【併存症】
脊柱管狭窄症、糖尿病

【入院時の病名】
進行胃癌（12月中旬に診断）

【入院期間】
X年12月15日〜Y年2月21日

【家族背景】
奥様と二人暮らし、別居の息子・娘

　私が診療所の看護師になり3年目の出来事でした。訪問診療先からクリニックへ戻ると受付スタッフより「さっきIさんから電話がありましたよ。小さな声だったので聞き取りにくかったんですけど、武貞さんにSOSって言っていましたよ」と報告を受けました。

　私はSOSと聞き、ドキドキしながらIさんへ電話をしました。電話口から聞こえるIさんの声は、か細く困り果てた口調で「実はね、年末に急に体調が悪くなって。救急車を呼んで病院に行ったら、そのまま入院になったんよ。今、病院にいるけど、もう家に帰りたい。どうしたら帰れるのかな」という内容でした。私は面会へ行く約束をして電話を切りました。

1月8日　面会

　Iさんはベッドで休んでいました。呼びかけるとIさんは開眼し「来てくれたん？」といつもの優しい笑顔を見せ、今の状態について話し始めました。

「年末に急に歩けんようになって、ご飯も食べられなくなったんよ。おしっこも出そうで出なくなってここに来たけど…。何かそのときは血糖値が上がっていたみたい。今は落ち着いているから家に帰りたくて。何遍も家に帰りたいと言っているのに帰らせてもらえない。どうしたらいい？」

　私は、今の気持ちを家族に伝えているのか、また家族は何と仰ってい

るのか尋ねました。

「息子には、もう少し歩けるようになったら帰れるって言われている。トイレまで自分で行けるようになったら帰れると思うから、今はリハビリをやっている」

　その時のＩさんの身体つきはこれまでと変わらず、自分でベッド上に座ることもできていました。

「Ｉさん。それじゃあ、今はリハビリを頑張って、トイレに行けるようになったら、息子さんにもう一度相談しましょう。もしよかったら、私の連絡先を息子さんに伝えてください。何かお役に立てることがあるかもしれないので」と伝え、私は部屋を出ました。

　その後、私は病診連携目的で、病棟看護師へ、Ｉさんとクリニックの関係性について話をしました。Ｉさんは、クリニックの開院当初から外来通院をしている患者さんであること、退院したいとクリニックへ電話をかけてきたこと、そして自分達にとってＩさんはサポーター的存在であり、Ｉさんが希望すれば退院後に訪問診療を行うサポート環境があることを伝えました。病棟看護師からは「わかりました」と返答をもらい、今後の方針については後日調整をすることになりました。

1月15日　面会

　Ｉさんは臥床しテレビを観ていました。声をかけると「おー、来てくれたん？」と言い、ベッド柵を持って起き上がり、あぐらをかいて座りました。
「相変わらず帰れない。でも、今日はリハビリで平行棒を使って3往復歩けたよ」とニコニコしながら話をしてくれました。Ｉさんが、私の思い描いていた姿よりも動けていた様子と、意欲的にリハビリを行ってい

た状況がわかり、私は安心してこの日は部屋を出ました。

1月23日　面会

　Ｉさんはベッドに休んでいました。しかし、このときの様子は1週間前の様子とは違っていました。入院時から食事摂取量が減っていたことで、少し頬がこけ、身体もひとまわり小さくなっている印象でした。私はそのとき少し焦りを感じながら、Ｉさんに声をかけました。Ｉさんは開眼しうっすらと笑顔を浮かべて、ベッド上で寝たまま話を始めました。

　「ご飯が食べられないな〜。こんなに入院が長引くなら、CT検査受けた方がいいのかな〜。最初はすぐ帰るつもりだったから、検査しなくていいって言っていたけど、どうなんだろう？」

　Ｉさん自身、身体の変化を感じ、何かを疑い始めている様子が伝わってきました。その後、私は病診連携が進まないこともあり、病棟看護師に声をかけ、Ｉさんの状態について話を聞くことができました。病棟看護師からは、Ｉさんが進行性の胃癌であること、本人は血糖コントロールの治療とリハビリ目的で入院が必要だと理解していることを聞きました。私は絶句したと同時に、これまでのことを思い出し胸が苦しくなりました。
　また、家族背景についての話もありました。同居している奥様は高齢で乳癌の術後であり、Ｉさんの今の状態を受け入れる余裕がないこと、子どもは別居し家庭を持っているため、日常的な生活支援ができない状況であること、家族の希望で告知は行わずBSC※の方針で入院を継続していることを聞きました。私はしばらく考えました。そして、ここから先のアプローチは、自分の職域外にあると考え、控えなければならないと思いながらも、息子様へ連絡を取りたい意向を病棟看護師に伝えました。

※　　BSC：ベストサポーティブケア（支援療法対症療法）

1月30日　面会

　1月8日以降、家族からも病院からも、今後についての連絡はありませんでした。私は家族の受け入れが難しく、連絡がないのだろうと思い、アクションを起こすことができずにいました。Ｉさんの姿は一段とるい痩が進んではいましたが、声をかけると開眼し、いつもの笑顔を見せ、今の気持ちを話し始めました。

「なんで帰れないのだろう。息子に聞いても病院の先生に任せておいたらいいと言うし……。でも先生は何も言ってこない。どうすれば帰れるのか。俺の退院のことなのに、自分で自分のことも決められないのか」

　その姿からは、諦めきれない思いが伝わってきました。私は「息子さんはクリニックのことについて、何か仰っていましたか」と尋ねました。

「うん。施設は高いから自分たちには無理だと言っていた」と。私は「しまった」と思いました。クリニックは立地的にサービス付き高齢者住宅の施設内に併設されているため、息子さんは施設に入所しなければ、クリニックの診察を受けられないと理解していたことに気づきました。そこで改めてＩさんに「制度的なことで、わかりにくいこともあると思うので、息子様へ直接連絡してもいいですか」と尋ねましたが、Ｉさんは「うん。あっ、いや、でも待って。もう一度自分から息子に言ってみるから」と言い、私は返答を待つことになりました。

2月5日　面会

「さっきクリニックにSOSって電話したんよ。息子から連絡あった？」と今までになくＩさんは前のめりな姿勢で尋ねてきました。しかしまだ息子様からの連絡はなく、もうしばらく待つことになりました。

2月7日　面会

　この日は少しでもIさんに元気と刺激を与えたいと思い、昔からよく話をしていた受付のスタッフとともに面会へ行きました。Iさんはスタッフの顔を見ると「おお〜来てくれた」と満面の笑顔を見せてくれました。そして、「息子からの連絡はまだない？」と確認がありました。返答がないことを伝えると、Iさんは残念そうに下を向いてしまいました。再度、私から息子様へ連絡することを提案しましたが、Iさんは受け入れてくれませんでした。

　Iさんの様子から、私は感覚的に「このままでいいはずがない」と思い、私から息子様へ手紙を書くことを提案しました。手紙にはこれまでのクリニックとIさんのご縁を綴り、「制度のことでお悩みでしたら連絡をください」と明記し、私の連絡先を記入しました。そして、Iさんにその手紙の内容を確認してもらった後、その手紙は病棟看護師から渡してもらうように調整しました。

　それから3日後ようやくIさんの息子様と、連絡を取ることができました。

2月11日　息子様との電話

　電話口での息子様の声はIさんとよく似ていました。優しく、でもしっかりとした口調で、これまでのことの成り行きについて質問がありました。

　私は、Iさんが自宅に帰りたいと思っていること、これまでクリニックの医師とIさんが診療の中で対話をしてきた、自分と妻の身体（病気）について、いくつもある選択肢の中から最善だと思うことを自分で考え、決めてきたプロセスがあったことを伝えました。

　息子様はこの話からいくつか思い当たることがあった様子で、胸の内にある想いを話し始めました。

「父を自宅で看ることも考えました。しかし、母も高齢で病気があり、自分も独立していて母を援助できず、父のことは病院にお願いしようと思っています。父は気が小さくて、病気のことを聞いたら取り乱してしまうと思い、告知をしないように先生と話をしました。父とは……。父は自分を恨むと言っていました。でも、自分は恨んでもいいからと言いました」

　私はそれ以上何も言えず「私たちに何かできることがあれば、いつでもご連絡ください」と伝え、電話を切りました。

2月13日　面会

　Iさんは眠っていました。私はこの期に及んでも、家に帰れる方法がないか模索し、病棟看護師と一緒に1泊だけでも外泊ができないか相談しました。また、日頃からお付き合いのある訪問看護ステーションの管理者にも1日だけでも訪問看護で介入していただけないか相談したところ両者とも快諾してくださり、家族調整を進めていくことになりました。

2月20日　面会

　Iさんは腹部に痛みを感じ、苦悶様の表情をされていました。このときには、病状もかなり進行しオピオイドの投薬も始まっていました。私がしばらくIさんのお腹に手を当てていると、病棟看護師から今の状態で家に連れて帰るのは無理だろうという話がありました。

2月21日　病院より電話

　この日、病棟看護師よりIさんのご逝去の連絡が入りました。
　私は勤務終了後、スタッフとともに斎場を訪問しました。Iさんはまだ誰もいない部屋で一人布団に寝ていました。私はIさんの手に自分の

手を重ね、一緒に居たスタッフと共に思い出話をしてお別れをしました。

Iさんの死を受けて

　私はこの事例を「いのちの軌跡」として、誕生から終焉までを山状に
1本の線で描いてみることにしました（**図3**）。

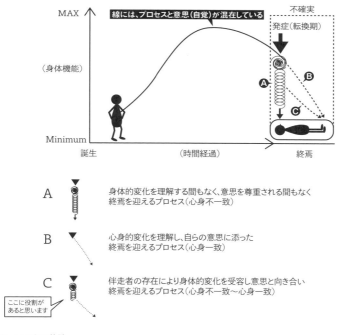

図3　いのちの軌跡

　身体機能が高まるとき、生きていくプロセスを「上りの線」で描き、
身体に変化が起き混沌としている時期を「螺線」で、身体機能が衰え死
を意識したとき、死にゆくプロセスを「下りの線」で描きました。そこ
にIさんのヒストリーを重ねACPについて再考察しました。

Ｉさんのヒストリーは山を上り、下る途中で動けなくなり、混沌とした時間を病院という巨大迷路の中で過ごし、そこから出ることも身動きを取ることもできないまま、一気に終焉を迎えたのではないかと想像しました。

　私たち医療従事者は、医療職の特殊性として、一般の人よりも生と死に関わることが多いことが挙げられます。生きゆくプロセスにおいては、仮に病気があったとしても死を意識しなければ、他者のサポートを受けながら道を歩み続けることができます。しかし明らかに身体的機能が衰え、死を自覚した途端、本人と家族は不安により道を見失い、死について触れることさえできない現象を生むことがあります。医療従事者はその構造が起こりうることを理解し、俯瞰的に捉え、その人らしく終焉を迎えられるよう調整し、寄り添うことができる職業であると思っています。

　混沌とした時期に、病棟看護師とＩさんの間には、身体的訴えを中心に対話を通じてケアが生まれ、Ｉさんの家族を含めたACPを紡いでいくプロセスがあったと思います。一方、診療所看護師である私とＩさんの間には、これまで築いてきた関係性から、今置かれている状況を脱したいというＩさんのSOSがACPとして私に委ねられていたと思います。いくら訴えても変わらない現実、自身のことは自分で考え、決断する生き方をしてきたＩさんにとって、この終焉のプロセスはベストであったとは言い難い結果です。プライマリ・ケアにおける家族志向のアプローチ[1]においても、家族間で互いに抱く信念の対立により限界を作り出し、終焉のプロセスを合意形成できずに終わらせてしまったことは、専門職として、人として、力不足だったと感じています。

　しかし、このような振り返りができたのは、混沌とした中にもＩさんのACPを紡いできたプロセスが随所にあり、Ｉさんを中心に関わる人の思いが表出され、紡ぎ合わされた結果、そこにACPの価値の共有を図

る目的が存在していたのではないかと思っています。看護師はその時々で関わる対象者のストーリーからACPを紐解いていくことのできる職業だと思います。様々なステージ（転換期、急性期、慢性期、回復期、終末期）のあらゆるシーンで看護師は代わる代わる今ここに相応する対象者と、ケアしケアされる関係性を築きながら日常的に向き合い、その言葉やノンバーバルな視点から対峙し、タイミングを見落とさないように、ACPを紡ぎ合わせていると思うのです。『ケアの本質』[2]で著者は「一人の人格をケアするとは。最も深い意味でその人が成長すること、自己実現することを助けることである。（中略）他の人々をケアする事をとおして、他の人の役に立つことによって、ケアする人は自身の真の意味を生きているのである。この世界の中で、私たちが心を案じていられると言う意味において、この人は心を案じて生きているのである。それは支配したり、説明したり、評価しているからではなく、ケアし、かつケアされているからなのである」と述べられています。医療・看護のフィールドは、その知識がない人にとっては理解することが難しく、権威勾配、一方向的な関係性を生みやすい領域だと思っています。しかし、ケアとは一方向に働くものではなく、他者との相互関係において成り立つものであることを心にとどめ、向き合う姿勢の中に「看護師が行っている日常のACP」が存在しているのではないかと思っています。

　Ｉさんのヒストリーからの学びを動力に変え、対象者の方々が医療・看護を身近に感じ、尊厳が守られるように今後もACPを紡ぎ合わせていきたいと思っています。

【参考文献】

1) 森山美知子. 家族志向のアプローチ. プライマリ・ケア看護学 基礎編. 南山堂. 2016.

2) ミルトン・メイヤロフ（著）, 田村 真, 他（監訳）. ケアの本質―生きることの意味. ゆみる出版. 1987. p.224.

コミュニティナースとACP

遠藤 志保

　アドバンス・ケア・プランニング（ACP）については、人生の最終段階に行うというイメージが強く、早い段階から本人・家族で話すことや準備をすることに抵抗があるのが現状です。私は、ACPは人生の最終段階に限ったことではなく、普段からどうしたいのか？　どうしてほしいのか？　というような本人の価値観がわかるような対話をしていくことが大切だと思っています。これは、治療の方向性や、どのように亡くなりたいか？　を話し合うことではないと捉えています。ACPと言わなくても、自然に患者さん本人の価値観や大事にしていることなどを話せる関係性を築き、決めなくてはいけない場合はそれまでの話を踏まえて、本人・家族の価値観や思いに沿った選択ができるように継続的にサポートできる存在でありたいと考えています。では、このように感じるようになった経緯を、話していきたいと思います。

看護師が出合う高齢者診療の現状と問題点

　私は看護師として働いている中で、患者さんより「もう少し早く制度のことを聞きたかった」と言われることがありました。また、自宅に帰る調整をしている中で、病状が変化して帰れなかったり、大変そうだからと患者さん本人や家族が家に帰るのを躊躇したり、我慢したりしている姿を見てきました。私はもっと早く患者さんに出会えていたら、もっと何かできるのではないかと考え、退院支援・退院調整を始めるようになりました。

退院支援・退院調整を行う中で、私は、急性期病院のDPC（包括医療費支払制度）導入・在院日数の短縮の流れが医療依存度の高い状態での退院を増やしてしまっていること、急な入院からの状態の把握が難しく、退院が決まってから非常に短い期間で転院先を探したり、適切な準備ができないまま退院し、介護で疲労困憊した家族が地域包括支援センターや在宅医・訪問看護ステーションに相談されたりすることを知ります。

　入院・転院の背景に、廃用性症候群を起こしたり、認知機能の低下につながったりと治療以外の問題が生じる可能性があること、リハビリテーション病院に転院するには発症してから転院までの期限が設けられていることなどがあり、本人・家族のことを考えての支援・調整になります。

　しかし、この医療者の支援や調整の意図が、本人・家族にうまく伝わらないこともあり、「何にもしてくれなかった」「追い出される」という感情を本人・家族に残すこともあります。一方、在宅サービス事業所の多くでは、私が感じていたように、「もっと早く相談してくれたらいいのに」と感じていることもわかりました。また本人・家族も「説明されてもわからないから、先生と看護師さんにおまかせするよ」という方が多いのも気になりました。

　看護師は、病院でも、訪問看護でも、医療保険や介護保険制度に基づいて行う行為です。要支援・要介護の方、病気を持つ方々に関わっています。

　しかし、それ以外の方々が相談できる場所はどこでしょうか？　私は退院支援・退院調整をしながら、いろいろと考え始め、「看護師は、患者さんが要支援・要介護状態になる前・入院する前に関わることが必要なのでは？」「高齢の方は短期間で状況の把握や理解は難しいので、継続的に関わるのが必要なのでは？」と思うようになりました。

　そのような時に「コミュニティナース」というものを知り、コミュニティナースプロジェクトの研修に参加しました。この研修は、島根県在住の矢田明子さんが、看護学生時代に「コミュニティナーシング」のコ

ンセプトを活用し、活動を始められたことが最初です。

コミュニティナースとは

　コミュニティナースとは、地域の住民たちとの関係性を深めることで、健康的な街づくりに貢献する医療人材です。つまり、人とつながり、町を元気にしてきます。コミュニティナースは、職業や資格ではなく実践の在り方であり、「コミュニティナーシング」という看護の実践からヒントを得たコンセプトです。地域に住む人の暮らしの身近な存在として、「毎日の嬉しいや楽しい」を一緒につくり、「心と身体の健康と安心」を実践します。また、コミュニティナースそれぞれの専門性を活かしながら、地域の人や異なる専門性を持った人とともに、中長期的な視点で自由で多様なケアを実践します（図4）。

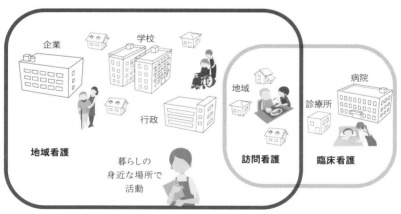

図4

　研修に参加した後、同じように感じている仲間がいること・その思いを実践している仲間がいることを知り、私は自分の住んでいる地域でコミュニティナースとしての活動をしたいと思うようになりました。

そこで出合ったのが、川崎市中原区で開催されていた「いりょう・かいご座談会」というコミュニティでした。

「いりょう・かいご」座談会とは

「いりょう・かいご座談会」は、専門の人と"つながれる"座談会として、月1回開催されます。

地域の中に住民と専門職が出会う場をつくることで、その地域には「今、何が必要なのか」を医療・介護の視点から見出します。また、住民主導の住民参加型で行われる座談会ですので、その地域が抱えている課題を適宜表出されます。

いりょう・かいご座談会に参加するようになり、住民・地域のことならこの人に相談したらいいというキーパーソンやこの地域の人が集まるカフェなどを知りました。また、業界や世代を超えて、地域に多種多様な仲間と知り合いました。

そして、私は、いりょう・かいご座談会で出会った仲間たちと、訪問看護ステーション（**図5**）を作りました。訪問看護ステーションという居場所ができたので、「ここにいるよ。相談があったら来てね」と言えるようになりました。訪問看護ステーションの入っている建物には、設計事務所・焼き菓子屋・チーズ屋・コーヒー屋・ティースタンド・英語教室が入っており、勤務されている方やお客さんから、ちょっと気になる困りごとや心配ごとの相談を受けることも増えてきました。

例えば、座談会で話している際に、私が看護師ということもあり「お風呂に入ろうと思ったらお湯が入ってなくてね。私、認知症になったのかな？　調べた方がいい？」「近所に住む方が困っているから相談にのって」など、相談を受けるようになりました。また、「この前、話を聞いてもらって安心したよ。みんなにも紹介したいから、月1回の町内会のお話会に来て」とコミュニティを紹介してもらうこともありました。

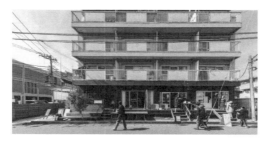

図5 気軽に立ち寄れる訪問看護ステーション

　そんな中、ある女性が「相談がある」と訪ねてこられました。相談は、「最近通院するのがつらい。でも先生のところに歩いて通いたい。一人で歩くのは心配。通院のために娘に迷惑をかけたくない」といった内容でした。私は、「家族以外の方と安心して歩いて通院する」という希望を叶えるベストな選択肢は介護保険の利用と考え、その制度を説明しました。その女性は、利用したい意向はありましたが、「区役所への申請は自分一人では行けない」「娘は仕事を休まないといけないから……」と躊躇されていました。そこで、私は自宅で申請ができることを説明し、介護保険申請の書類を主治医に作成してもらえるか許可を取った後、居宅介護支援事業所に対応を依頼しました。そして、介護保険の申請を行ってもらい、無事、通院援助が受けられることになりました。訪ねて来られたきっかけは、いりょう・かいご座談会に参加していた夫婦に話したことで、これもいりょう・かいご座談会から生まれた縁でした。

　医療職である私にとって普通と思っていることが、本人にとっては複雑に感じたり、説明する側が専門用語を用いることで余計難しくしたりしていることも多いです。この経験より、相談に来た当事者の気持ちを理解し、それをどうしたら実現できるか、方法をいくつか考え、わかりやすく説明し、相談者が納得して選択できるようにサポートすることが専門職の役割であると思いました。また、相談しやすい関係性を築くと専門性を発揮できることもわかりました。

わたしの考えるコミュニティナースと
アドバンス・ケア・プランニング（ACP）

　ACPは1990年代に生まれ、欧米で発展した概念であり、その後多くの研究が行われ、その概念や定義について、現在もなお議論が続いており、再定義が行われています。最近では、疾病の有無や種類にかかわらず、健康な成人もその対象を含むとされました。ACPは直訳すると「医療やケアについて前もって、医療やケアについて立案する」となります。前もって立案するためには、「病気の理解や治療・検査などを受けた後に生活がどうなるか？」「本人・家族・医療者で、本人にとって何がベストなのか？」を一緒に考えることが必要になります。

　予後予測には医療従事者は不可欠な存在ですが、気づかないうちに医療従事者の価値観を押し付けていることもあるので注意しなくてはいけません。また、十分な話し合いを1回したから終了、情報を提供し、いくつかの選択肢の中から選んだから終了でもないのです。病状や生活の変化によって変わりゆく気持ちの変化を前提とした意思決定を繰り返し、本人・家族・医療者間だけでなく、本人・家族の間でも話し合っていくことが求められています。普通は、日常生活とACPとの関連はわかりにくいですが、コミュニティナースであれば、地域の方の身近な存在として日々の生活を知り、気持ちに気づき、タイミングの良い情報提供や話し合いのきっかけを作ることができます。中長期的な視点で、地域の方との会話を大事にする一つ一つが、継続的なコミュニケーションとなり、患者さんの「どうしたいのか？」「どうしてほしいのか？」を知るきっかけにもなります。

　また、ACP的な話を積み重ねていたとしてもそれを共有することが大切です。急な病状変化で本人の意思表示ができなかったり、家族も動揺したりで、本人の意向とかけ離れた選択をする場合もあります。その時に相談されたり、声をかけたりする関係性を築いていると、受診した医療機関に本人・家族から意向を伝えられ、情報共有ができ、今の医学的な状況のうえで、「何がベストか？」を考えることができます。私は、

地域全体でACPを紡いでいけるような地域住民の身近な存在でありたいと考えます。

【参考文献】
・ 矢田明子. コミュニティナース　まちを元気にする"おせっかい"焼きの看護師. 木楽舎. 2019.
・ 宇井睦人. まるっと！　アドバンス・ケア・プランニング　いろんな視点で読み解くACPの極上エッセンス. 南山堂. 2020.
・ 長江弘子. 看護実践にいかすエンド・オブ・ライフケア. 日本看護協会出版会. 2014.
・ 宇都宮宏子, 山田雅子. 看護がつながる在宅療養移行支援　病院・在宅の患者像別看護ケアのマネジメント. 日本看護協会出版会. 2014.

私たちのACP

一般社団法人プラスケアが2020/11/30 ～ 2021/1/30 に、ブログ投稿サービス「note」上で行ったコンテスト「わたしたちの暮らしにある人生会議」。
その中から、特賞（1名）、優秀賞（3名）、佳作（8名）に選ばれた方と、この企画に賛同いただきました浅生鴨氏、幡野広志氏の投稿記事を掲載します。
なお、原作者の意図を尊重し、noteに掲載された原文を活かし、掲載しています。

別れるとき、さくらは流れた

特賞　中前 結花

冬は、リビングに駆け込むと、いつも石油ストーブのムッとするような
独特の香りが漂っていていて、わたしはこれが特別に好きだった。
実家で過ごしていた頃の話だ。

母は働きに出てはおらず、1日のほとんどをこのリビングで過ごしてい
た。
娘のわたしが帰ると、必ず玄関まで迎えに来てくれる。
「寒い！　寒い！！」
と慌てて靴を脱ぐわたしに、
「おかえり。お部屋あったかいよ」
といつもリビングの扉を開けて招き入れてくれた。

今になって思う。
わたしの学生時代の記憶が半ばおぼろげなのは、もしかすると、このあ
たたかな部屋のせいではなかったろうか。
つまり、この部屋の外の出来事はすべて、わたしにとっては「有って、
無いような」「取るに足らない」「限りなく、どうでもいいこと」であっ
たのかもしれない。

どんな日にも、ここに戻ってさえくれば、
面倒なこともさみしいことも、すべては蚊帳の外のにポイと放り出すよ
うにすることができた。

だれにも邪魔されることのない、とても安全な空間であった。

台所仕事をする母にぴたりと付いては、その日気になったこと、わからなかったこと、思いついたこと……それらすべてを母に話す。
それは幼稚園に通っていたずっと幼い頃から変わらない、わたしの日課だった。

「なぜ、おままごとをするとき、お母さん役をしたがる子と、お姉さん役をしたがる子がいるのか」
という不思議。
「乱暴をする男の子に、先生が、"好きだから、そんなことするのね"と言っていたけど、そんなのはヘンテコではないか」
という疑問。
「わたしは、"ライオン組"になれなかったら幼稚園を辞めようと思っている」
というよくわからない決意。
あらゆることをすべてすべて話すのだ。

母は、わたしをあまり子ども扱いしない人だったから、そのどれに対しても、まじめに返事をしてくれていたように思う。

「幼稚園の中退はやめたほうがええと思うよ。ゾウ組より、ライオン組のほうが、そりゃあ格好はええけど、お母さんはゾウでもいいな。動物園で見たでしょう、頭の中で戦わせてごらん」

母は夢見がちな少女のような純粋さと、どこかサッパリとした現実主義者の側面を両方持っているような人だった。
わたしは、ゾウとライオンの足のサイズを一生懸命に思い出して、なるほど、ゾウにはゾウの武器があることが、そのときなんとなくわかった気がする。

またテレビとは、わたしにとって、長らく「母と話しながら見るもの」
であり、母と話す題材を次から次へと提供してくれる、ジュークボック
スのような存在だった。
わからないことがあれば「どういう意味？」とすぐに尋ねたし、
お笑いの賞レースを見れば、それぞれ紙に勝手な順位を書いて見せ合っ
た。
小学校高学年にもなれば、ドキュメンタリーを見ながら、
「生きること」や「死ぬこと」、「働くこと」や「お金」について、たが
いの意見を話し合ったりもした。
わたしにはそのどれもが面白いおしゃべりだった。

中学生の頃だったか、
「植物状態となって1年半を迎える男性と、その奥さんの葛藤」
を伝える、胸の詰まるようなドキュメンタリーを深夜に一緒に見た。
「いったい、何をもって判断すればいいのか」
ということを明け方までふたりで話し込んだことを覚えている。
結局、
「ゆかちゃんがそうなってしまったら、苦しんでないなら、お金の続く
限りは、そのまま生きててもらいたい」
と言われたので、
「わかった」
と承知する外なかった。
そのドキュメンタリーを通して、眠っている側のわたしに決定権があっ
ても仕方のないことのように、その時は思えたのだ。
「お母さんは？」
と尋ねると、
「脳死状態なら、もういいかもしれない。苦しいのは、もっと早めにや
めたい。でも、ゆかちゃんが決めていいよ」
とのことだったので、それについても、
「わかった」

と伝える。どうやら父ではなく、わたしに決定権があるようだった。
父と母はけっして仲の悪い夫婦ではなかったけれど、母にとって、わたしはあまりにも特別な存在であったから、「まあ、そうだろうなあ」ということは、無理なくすんなりと理解することができた。

残念ながら、短命な家系なのか、昔からとにかく葬儀に出席する機会の多い子どもで、わたしは「死」をいつもどこか身近なものとして捉えているところがあったように思う。

あるとき、母が大好きなユーミンのアルバムを聴きながら夕飯を作っていたとき、何気なく、
「わたしが死んだら、お葬式はユーミンの『やさしさに包まれたなら』流してな」
とわたしから伝えたことがあった。
大学生の頃だったと思う。母には、
「どこかに書いておきなさい」
と言われた。
お母さんやお父さんじゃ、そのとき居ない可能性の方が高いから、と。
わたしには兄弟もない。
「ドナーカードに書いておこうか」
と言うと、
「それはややこしいわ（笑）。なにかの紙に書いて財布にでも入れとき。お母さんは、森山直太朗の『さくら』ね」
と、自分の注文も付け足す。
「覚えとく。たぶん、わたしは出席するから」
と伝えると、欲をかいて、
「オルゴールのやつじゃなくて、歌声も入ってる方がいいな」
とまで頼まれてしまった。
「はい。可能な範囲で」
とわたしは返す。

別れるとき、さくらは流れた　　　73

なにに影響されたのか、
「遺骨は海に撒いてほしい。あのお墓はあまりにも淋しいから」
という話もしていた。
「あの山奥はわたしも嫌やなあ」
と同調すると、
「ゆかちゃんは結婚すれば、免れるチャンスがあるでしょう」
と言われた。
たしかにそれはそうかもしれないけれど、母と違う墓場だなんて「なん
だかつまらないな」、とわたしはそのときぼんやりと考えていた。

＊ ＊ ＊ ＊

就職を機に上京し、母とは離れて暮らすようになったけれど、結局駅か
らの帰り道は必ず毎晩電話で話していた。
「○○さんがね、」
と話せば、
「ああ、人事部のね。最初は感じが悪かった人」
「そうそう（笑）」
といった具合に、どんな話でも真剣に、それでいてなんだかおもしろお
かしく聞いてくれた。

母はわたしにとって、親友でも理想の恋人でもあったし、やさしい姉で
も、かわいい妹のようでもあった。
似たような顔をしていたから、まわりからも「一卵性」と、よくからか
われていたっけ。
なにもかも打ち明けて、なにもかも共有している、わたしは本当にその
つもりでいたのだ。

しかし、上京して４年が経ち、その年の春、父からめずらしくメールが
届いた。

「交通費出してあげるから、今度の木曜日帰ってこられへんか」
と。理由を尋ねると、
「母が簡単な手術をする」
というのだ。
慌てて母に電話すると、
「ごめんごめん、大丈夫よ。ポリープを取るだけ。お父さん不安やから、
ゆかちゃんにも来てほしいのよ」
と伝えられた。

仕事が嵩張っていて、どうにも行けそうにないと思っていたけれど、
何気なく隣のチームの偉い人に話すと、
「それは、帰ったほうがいいんじゃないかな。脅すわけではないけれど」
と言われた。
なんだか急に嫌な予感に飲み込まれそうになって、わたしは急遽、会社
に無理を言って、関西に３日間だけ帰らせてもらうことにした。

母はすでに入院していたが、顔色も良くとても元気そうだった。
「なあんだ」
杞憂だったことに安心して、ベッドに横たわる母に甘えて手遊びをして
いると、
いたずらっ子が囁くように、ちょっと意地悪な笑顔で、
「癌やのよ」
と母は言った。
わたしはその表情を声を、今でもありありと思い出すことができる。

しかし、母のそんな伝え方が良かったのかもしれない。
特に頭が真っ白になることもなく、
「早期発見？ ポリープみたいに切ればすぐに良くなるやろ？」
と願うように尋ねると、
「そう言われてる」

とまた微笑むから、そうなのだろうと信じる外なかった。

翌日、小さな体に全身麻酔で手術をすると聞いて気が気ではなかったけれど、数時間後、無事に成功したと告げられ、心の底から安心した。
そして、数日後には退院し、また元通りの暮らしをするようになる。

「なあんだ」
と、また肩にのしかかっていた、ナマリのような荷物を放り出して、わたしも東京で元の生活へと帰っていった。
それほど心配することではなかったのだ、と。

けれど、その年の大晦日。
両親の元に帰ると、たしかに電話やLINEではあれほど元気だった母が、いつにも増して小さく弱々しくなっていて、あきらかに様子がおかしかった。
「しばらく外には出てへんのよ」
と言うから、
「買い物とか郵便局は？　いつも荷物送ってくれるでしょう」
と尋ねると、
「ごめん…全部お父さんやの」
と弱々しく白状する。
なんだか全身が痛み、外出する気になれないのだと言う。
「なんで病院に連れて行かないの！」
と父をやや乱暴に責めると、
「1月に改めて検査が決まってるから」
となんだか全てをもう覚悟してしまっているような、素っ気ない返事をされた。

突然、父のことも母のことも、遠い人のように感じて、うまく頭が回らなかった。

ふたりは、母の「もう、だめかもしれない」という事実を、わたしが受け止めることなどできない、と考えているようだった。
ふたりで背負い、ふたりで隠して、わたしが悲しむ様子を見ることは、なるべく先延ばしにしようとしているようにも見えた。

なにとは言わず、
「お父さんでしょう。お父さんがわたしに隠すように言ってるんでしょう」
と涙を堪えながら尋ねると、母は首を振って、
「ゆかちゃんの人生でね、かなしい日は1日でも少なくしてあげたいの。お母さんが勝手にこうしてるの。ごめんね」
と言った。

そうか、この場合は、わたしには決定権などないのか。
ということを、そのときはじめて知って、わたしはただ声を押し殺して布団で眠るしかなかった。

そして年が明けて、1月。
癌は全身に転移しており、程なくして入院、放射線治療が開始されたが、すぐに父とわたしは呼び出され、
「あと4ヶ月ほどと考えてください」
と言われた。
今でもそのときの心地を、じわりと背中から這い上ってくるような感覚を、たまに思い出して味わってしまうことがある。

真っ暗な穴の底に突き落とされ、もう、この先、わたしの未来はすべて閉じてしまったのだ、そんな気分になった。

なぜかそんな時にいちばんに思い浮かんだのは、「結婚式」のことだったから、自分でも本当に本当に呆れてしまう。
母に見せるドレス、母に読む手紙…幼い頃からの夢だった。

しかし、そのとき母はすでに遺影であることを想像すると、悲鳴を上げて泣き叫びたい気持ちになり、たまらなかった。

当時付き合っていた恋人に、嗚咽を漏らしながら「あと４ヶ月だと言われた」と伝え、「結婚式はしない」「結婚式は絶対にしない」「結婚式はしないで」と泣きながら繰り返し、「わかった。わかったよ」という声だけが電話越しに何度も聞こえていた。

わたしは、どこまでも勝手なのだ。

母の人生の終わりを、自分の絶望としか考えられず、自分の体の半分を引きちぎられるような痛みの中で、ああ、もう生きていけやしないのではないか、一緒に去ってしまうことはできないのかと、

そればかりで頭がいっぱいになってしまった。

そこからは、驚くほど急なことばかりだった。

その頃には母は高熱や薬の影響で、支離滅裂な会話しかできない日も増えており、

わたしは会社を休職して、母の病院で寝泊まりをすることにした。

高い熱の日、母は

「帰ってきてくれたん？」

と嬉しそうに言うから、

「うん、会社もマンションもお仕舞いにして、お母さんのところに帰ってきたよ」

と言うと、とてもとても嬉しそうに、

「よかった、やっと帰ってきてくれて」

と頷いた。

なあんだ……

本当はずっと帰ってきてほしかったんじゃないか、わたしを東京になど行かせたくなかったのだ、と気づくと、

「長い間、ごめん」

と泣いて詫びるしかできなかった。

数週間後、いよいよ病院を出て、緩和施設に移ることになる。
「どこにいくの？」
と高熱にうなされながら母が言うから、
「もっと景色のいい病院よ。よかったね」
と伝えたら、
「そう。ええねえ」
と力なく返事していた。
しかしその夜、母は熱のせいかとても苦しそうにうなされた。
「だいじょうぶ？ だいじょうぶ？」
と体をさすって尋ねると、
「火事。火事かもしれへんわ。ゆかちゃん、火事やったら一緒に逃げてね」
と言うのだ。
「だいじょうぶよ。火事は起きてないし、起きたら、抱っこして逃げて
あげる」
と言ったら、
「ありがとう」
とつぶやいて、ぐっすりと眠る。

そして、この一件で、わたしは本当にわからなくなってしまったのだっ
た。

数日後、ついに「決めるとき」が訪れてしまう。
先生に呼び出され、
「いま管を通して入れている水の量を徐々に減らしていけば、あと数日
で…ということになると思います。痛みもあるようですし、そのように
することもひとつです」
と告げられた。
父に電話しようかと思ったけれど、あの日のことを思い出していた。
「ゆかちゃんに委ねる」
と母は言っていたのだ。

そして、「苦しいのは早めにやめたい」と言っていた。間違いなくそう
言っていたのだけど。

「水、減らさないでください……」

言ってしまった。
火事なら一緒に逃げてほしい、そう言われた。
母はまだ生きたいのだ、そういう意味に違いない。
もう高熱と痛みでうなされているだけの母のそんな一言を楯に、
わたしは自分の悲しみを先送りにすることを選んでしまった。

「わかりました、様子を見ましょう」
先生は、それ以上はなにも言わなかった。

夜、父に電話で
「水を減らさないか、と言われた。減らすと、あと数日って。
でも、お母さんが嫌がってそうだったから、減らさないでもらった。
ごめん。勝手にごめん。お母さんがそう思ってなかったらごめん」
と震えるように伝えると、
「そう思ってたかどうかは、この先も一生わからんことや。あんたが決
めたことをお母さんは怒らへんから。また気が変わったら先生と相談し
よう」
と言った。
あとから聞けば、父はこのとき、葬儀の段取りまで進めていた。
わたしとは、覚悟と我慢の深さが違った。

そして、数日後。
テレビからは『懐かしのメロディ』のような番組が流れていて、
小柳ルミ子の『瀬戸の花嫁』が流れているときだけ、
母はふっと目を開いて、わたしが曲に合わせて手をさするのを

軽く握り返していた。

そして、ゆっくりゆっくりと力を失っていき、

日付を超えてしばらくしたその夜中に、本当に居なくなってしまった。

4月のはじめ、桜がこぼれるように咲きしだれている、春の日だった。

長い間眠らずにいたせいか、お通夜の晩、久々にわたしはぐっすりとよく眠った。

「このまま目覚めたくないなあ」

小さな葬儀場で貸してもらった居間は、石油ストーブのいい香りがしていて、目覚めると一瞬嬉しくなったけれど、すぐに現実に引き戻されて、全身が脱力してしまった。

＊　＊　＊　＊

葬儀が始まった。

すべて父に任せきりで、わたしはただただ頼りなく力なく、横に座っているだけだ。

けれど、次の瞬間はっとして、

「これ、お父さんが頼んでくれたん？！」

と尋ねると、父は「なんのことか」ときょとんとしていた。

BGMに、森生直太郎の「さくら（独唱）」が流れていたのだ。

「『さくら』が流れてる。お母さんがこれがいいって言ってた。『さくら』が流れてる。すごい。すごい、こんな偶然ないやんね？」

と父に慌てながら囁くと、

父は顎で、ふすまの向こうに見える、ガラス扉の方をクイッと指しながら、

「咲いてらあ。偶然と言えば偶然。ようできとんなあ」

と言った。

ガラスの向こうには、あっと驚くほどの桜が風にサワサワと揺れており、花びらが雪のように、ひらりひらりと舞っていた。

「お母さん、さくらは流れたよ」
そう心の中で思っていたけど、
「ああ！　歌声が必要なんだった…」
その『さくら』からは、森山直太郎の声は聞こえず、お琴で奏でている
ような音色だった。
「惜しいけどなあ…」
と、小さくわたしは肩を落とした。

＊＊＊＊

父には、「あのお墓は嫌なんだって」だなんて、とても言えなくて、
「東京に持ち帰りたいから」
とだけ言って、わたしは母の骨を少しだけ分けてもらうことにした。

小さな仏壇に少しと、残りはネックレスにしてもらっている。
いつか「これは」というきれいな海とどこかで出会ったら、
ネックレスを壊して、ほんの少しの中身を撒こう。
ひとつぐらいは叶えてあげたいと考えている。

＊＊＊＊

7年の月日が経った。
ご両親が元気な友人を見ると、今でもいいなあ、と本当はたまらなく羨
ましくなる。
そして、それと同時に、
「なるべく、たくさんたくさん話してほしいなあ」
と心の底から本当に願うのだ。

こんな世の中だけれど、電話だって、メールだって、手紙だって構わな
いと思う。

そのひとつひとつを拾い集めれば、見えてくるものがあるかもしれない
し、
時間をかけて、ふと思い出し、
遅れてから意味に気づくような。
そんな、言葉たちがたくさん潜んでいるかもしれない。

あんなにたくさん話したのに。
こんなにたくさん知っていたのに。
訪れるときは本当に急で、人は、わたしは、本当に弱いから。
叶えてあげられないことがある。
勝手に押し付けてしまったことが、きっと他にもたくさんあった。

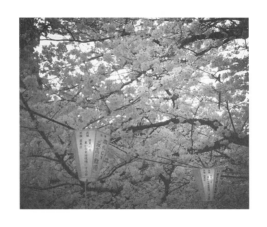

満開の桜を見上げると、毎年思う。
「偶然にしては、できすぎだよなあ」

「1日でもかなしい日が少ないといい」。
そんな母のいちばんの願いをなるべく叶えられるよう、そんなふうに愛
されていたことを忘れぬよう、
生きていこうとわたしは今日も考えている。

山を越えて父は

優秀賞 わだ　せう

「若いころ、死のうと思って放浪したことがある」

父からその言葉を聞いたのは、10年ほど前だった。しかし、そう語るテーブル越しの父は、頬を上気させながら気持ちよさそうに酒をあおっている。突然の告白と、眼の前にいるご機嫌な父の姿は、結び付けるのがあまりにも困難だ。当時の私は、それを酒の勢いで膨らませた話だと思い、軽く受け流してしまった。

そしてその告白から数年後、ちょうど70歳を目の前にした父の体に異変が見つかった。「悪性リンパ腫」、いわゆる血液のがんである。父の首に現れた腫瘍は、日を追うごとに大きくなっていった。不幸中の幸いか、がんの進行度合いはそこまで深刻なものではなく、しばらく経過観察などを行った後、薬物療法を選択した。

治療はつつがなく終わった。この記事を書いている2021年1月現在、退院から1年以上経過している。退院後は、1日1万歩のウォーキングに精を出したり、趣味のクラシックギターを楽しんだりと、老後の人生を謳歌しているように見える。

しかしながら、父のがんは完治しておらず、あくまで「寛解」という状態だ。5年以内に再発する確率は非常に高いと言われている。予後の暮らしぶりを見る限り全く想像もつかないが、もう一度がんと向き合う日はいずれやってくる。

後悔すれども踏み込めず

再発後の治療方針については、私を含めた家族全員が父の意志を尊重するつもりでいる。しかし、私はそのような状況を迎える前に、どうしてもあの時の話をしておきたいと考えていた。

思い返してみると、父が酔って昔の話をするのはそう珍しいことではない。若いころに友人たちと朝まで飲み歩いた話、近所の食堂で食べたご飯の話、そういった思い出は幾度も聞いた。だが、明確に**「死のうと思った」**と語ったのは、あの時の一度きりだ。あの酒の席で自分が選んだ対応は間違っていたのではないか。私は強く悔やんでいた。

そんな後悔する気持ちはあれど、何も行動を起こさないまま年月が経っていた。改めて若かりし日の「父の死」に向き合おうとすることで、父に死を強く意識させたり、古傷をえぐってしまったりして、残りの人生に影を落としてしまわないだろうか。どうしても不安な気持ちがぬぐえなかったのだ。

また、父が心の底に封じ込めていた昔話を、好奇心や興味本位で聞き出そうとしている気持ちがどこかにあるのではないかという疑念、そしてそんな自分に浅ましさのような感情も少なからず抱いていた。
向き合うべきか、忘れたふりをすべきか。堂々巡りを続ける自分の背中を押してくれたのが**「人生会議」**である。

踏み込めども腰が引ける

今まで、父がもしもの事態に陥った場合のことを家族間で話し合ったことはほぼない。がんの治療という大きなライフイベントを経てもなお、私たち家族は「なんとなく先延ばし」という選択をとった。しかし、いつまでも目を背け続けるわけにはいかないこともわかっていた。

ただ、元気に歩き、趣味に興じ、年を感じさせぬ健啖ぶりを見せる父の姿は、あまりに死が連想できない。「遺言」のような形式ばった方法で残すのはやはり違和感がある。そんな時、「人生会議」を知った。父が大事にしていること、望む医療やケア方法について家族同士でシェアするやり方は、私たちにとってちょうどよい温度感のように思えた。

早速父に電話し、「人生会議」とはどのようなものか、いろいろ調べてつなぎ合わせた情報をもとに説明した。話し合う機会をもらえないか頼んだところ父は快諾し、その日のうちに時間を作ると言ってくれた。

しかし、電話を隔てた私は、父の協力的な姿勢とは裏腹に若干の後ろめたさを感じていた。「人生会議」はあくまで呼び水で、その先に自分の後悔を清算したいような感覚が消えていなかったからだ。

父との話し合いはビデオ会議で行うことにした。私たちは離れて暮らしているものの、片道1時間程度の距離なので直接会う選択肢もあった。しかし、そうはしなかった。対峙することで自分に潜む浅ましさを気取られるのでは、という不安が私の中にあったのだろうか。

また、話はお酒を飲みながらにしようとも提案した。かつての状況を再現しようとか、酔いに任せて話を引き出そうとか、そういう下心が全くないとは言えなかった。

今にしてみれば、それが後ろめたさを生んだ原因だったように思う。ともかく、賽は投げられた。その日の晩、父と話すことになった。

そして、一歩前へ

「実は、もしもの時のことはあまり心配してない」
　父は開口一番、率直な思いを語った。遺産の整理なども含めたいわゆ

る終活について、なんとなく必要性は感じている。しかし、現在の心身の状況などから、強い不安は感じていないという。その後も話は続いたが、父の終活に対する思いや再発後の治療に関する話題は思いの外すぐに終わってしまった。何かまだ語り尽くせていないような締まりの悪さを感じていたものの、次の句が出てこない状況に陥った。

父はもしかすると、私が聞きたいことは他にあると気づいていたのかもしれない。巡らせた思惑が父に見透かされているような気持ちになった。呼び水で満たされたはずの井戸は早々に干上がり、残ったわずかな水を絞り出すように、
「お父さんは『死ぬ』ことについてどう思っているの？」
と私は尋ねた。

すると父は、**「少なくとも、若いころは2000年まで生きてるとは思わんかった」**と、その質問を想定していたかのように間髪入れず答えた。

いわゆる団塊の世代の生まれである父は、若いころ職を転々としてお金に困ることも多々あった。目の前の生活が全てで、何十年も先のことはとても意識できなかったという。

これまでに何度も聞いてきたこと、初めて聞くこと、父はいろいろなエピソードを語った。そして、それらをつなぎ合わせる限り、若いころの父はそれなりに気が短い性分だったのだなと改めて感じた。

しかし、自分がこの目に焼き付けてきた父は、そして画面越しに思い出を語っている父は、それとは対照的にどこか達観したような柔らかなたたずまいをしている。感情が荒れることはないでもないが、基本的には凪である。

私は父の話を聞きながら、まだ幼い時に父の職場で開催されたバーベキ

ューに連れていってもらった記憶を思い出していた。その集まりの後半、参加者の間でつかみ合いのケンカが起きた。飛び交う怒号、もみ合いで割れるグラスの音、ヒリヒリとした空気感に私は恐怖した。

すると、父が平然とした様子で仲裁に入り、気が付けばその場を収めてしまった。その光景を今でも鮮明に覚えている。それを見た私は、凄みと畏れが混じったような複雑な感情を父に対して抱き、そしてその感情を今でも引きずっているように思う。

記憶と感情を反芻している間にも、父の話は続いていた。
改めて語られるかつて父の姿と、今目の前でそれを語る父の姿は、やはりどうしてもかみ合わない。気が付けば、父が現在のたたずまいを得るに至った過程と、あのエピソードとは無関係ではないという確信が頭を支配していた。

そして今度は、対話の前に感じた後ろめたさが再び現れることはなかった。父が封じていた過去の記憶を自ら語ることで、淡泊に話が畳まれ、霧の中に隠れてしまった父の本音を知ることにつながるかもしれない、むしろそう思うようになっていた。

「昔、死のうと思って放浪したことがあるって言ってたよね？」
私は踏み込むことにした。

山を越えて父は

「自暴自棄になって、全部どうでもよくなった」
父は嫌がる素振りを見せず、記憶をたぐり寄せるように話し始めた。

20代後半のころ、父は友人と立ち上げた仕事のいざこざなどが理由で人間不信に陥る。そして両親の死も重なり、何をやっても上手くいかな

いような感情に囚われていたという。

そして父は、車に乗って当てのない旅へ出た。コインの表裏で進む方向を決めていたくらい何の計画もない旅路だった。そして、良い死に場所があればそこで人生を終えてもいいと考えていた。

その時のことを本人は自嘲気味に「覚悟がなかったから死ねなかった」と語っている。それはその通りなのかもしれない。しかし父は、いくら走っても死に場所が見つからず、山を越えては下界に戻ることを繰り返すうち「結局どう走っても道はつながっている」と感じて、旅を終えることにしたとも語っている。

例えば道中で生命の神秘に触れたのでもなく、死ぬことに強い心残りを感じたのでもなく、父は**死ぬことをあきらめ**、結果的に**生きることを選んだ**。父から垣間見える深淵のような何かは、この諦観によって生まれているのだろう。私は不思議なほど合点がいった。

そして父はその後、知人の紹介で運送会社に就職。定年退職までトラックドライバーとして勤めることになる。**仕事を得たという安心感と、重労働ながら日々汗をかくことで報酬を受ける達成感**、これらを得たことが人生の大きな転機だったと父は語る。さらにその数年後には母と出会い、私たちが生まれることになる。

父の背骨

生きることに疲れ、道に迷い、死ぬことをあきらめて、ようやく得た**「安心感」**と**「達成感」**。これが背骨となり父の人生を支えている。そしてその感情で満たされていることが、父の幸福そのものである。一歩踏み込んで向き合ったことで、今まで感覚的に受け止めていたものを言葉にすることができた。

父の終末を考える時、それを脅かすものに注意を払わなければならない。「どうすれば安心できるか」「何をすれば達成感を得られるか」、その時が来るまで家族で少しずつ考え、話し合い、積み上げていきたい。

父との対話を終えるころ、決心に近しい感情が自分の中で確かに芽生えたことを、私は晴れやかな気持ちとともに感じていた。

最後に、「やっておきたいことはある？」と聞いてみたところ、「温泉に入って美味しい料理とお酒を楽しめたらいいかな」と父は笑った。世情が落ち着いたら是非行こう、と返して話を終えようとした。

すると父はポツリと「あとは…、孫が見たいな」と言った。そうか。そうだよな。もうあなたの息子もいい年だ。しかし、こればかりはお相手がいない以上なんともならぬ。なんと答えるべきか窮しながら、温泉旅行の計画に話を逸らすべく、私は全力で考えを巡らせた。

優秀賞　岡井 モノ

自分らしく自由に生きる。

それに類する言葉は素敵な生き方の見本として、自己啓発本やヒット曲の歌詞でたびたび登場してきた。

多くの人は他人に強制された生き方はしたくないし、自分の思うままに立ち居振る舞うことを望む。人によってはいつしか自分探しの旅に出るし、等身大のアタシをぎゅっと抱きしめるし、インドに行けば人生観が変わるとか言い出して普通に1週間観光して帰ってくるし、タージ・マハルは思ったより大きかったなどと話す。

改めて"自分らしい自由"を意識するというのは鬱屈した生活を送る人々の願望なのかもしれない。

そういった意味で祖父は自分らしく自由に生きた人だった。自由とはいっても元国鉄マンである祖父は規律をしっかり守る人であり、盗みや詐欺や殺しはもちろん、暴力をふるうわけでも不倫をするわけでもないし、インドにも行かなかった。ただ何と言うか、性格的に変なところが無軌道で自由奔放な人だった。具体的にどう自由なのと聞かれたら私はこう答える。

「祖父は隙あらばすぐに電話を切る人だった」と。

あれは小学生時代のこと、離れて暮らしていた祖父に電話した時の話である。当時そう意識していたわけでは無いが、一般的に孫からの電話というのは嬉しいものであり、たくさん話をしたいのがおじいちゃんとしての心境だと思う。

しかし我が祖父は違う、とにかく電話を切る、容赦なく切る。

「もしもしおじいちゃん？　僕だよ、元気？」

「ああ元気だよ、オマエも元気か？　そうかそれは良かった」ガチャ

誇張無しにこんな感じで一方的に電話を切られる。当然ながら元気かどうかという話題は会話のクッション的な役割であり、本題ではない。軽い世間話を投げかけようものなら、祖父は受け取った話題をそのまま地面にタッチダウンを決めて試合終了、会話のキャッチボールは成立しないのだ。

孫という好ポジションを得ていながら一方的に拒絶される衝撃の電話、恐るべきテレフォンショッキング。ひょっとして僕は愛されていないのではないか。考えてみると自分は祖父からすると12人目の孫であり、そう珍しい存在でもない。供給過多におちいった孫の株が暴落し、飽きが来たのではないだろうか。

そういえば父は姉が生まれた時は毎日病院に足を運んだらしいが、私が生まれた時には1度しか病院に来なかったらしい。二人目の子供の時点で早くも飽きたのだ。そう考えると父の父である祖父が孫に興味を無く

しても仕方がないのかもしれない、血は争えないということか、生まれるのが遅かったばかりに孫というカードも子というカードもその強さを失っていた。私は齢7歳にして諸行無常を感じずにはいられなかった。

祖父はコミュニケーションが苦手なタイプだったのだろうか。いや、それは違う。遊びに行けばむしろ積極的に話しかけてくるし太ももを触ってきた。「元気か」「学校は楽しいか」という孫との会話レッスン１みたいなごく普通の話を仕掛けてくるが、その際に必ず太ももを触ってきた。座って漫画を読んでいる小学生の孫に対して「おじいちゃんと遊ぼう」などと言いながら太ももをさするので、出るところに出れば実刑もありえたのではないだろうか。

なぜなんだ、孫に興味は無いけど等身大のアタシの太ももには興味があるのか、とんでもない煩悩ジジイだ。そう思わないでもなかったが、直後に始まった家の中で般若の面をかぶりながらスイカ割りというおじいちゃん考案のイカレた遊びがエキサイティング過ぎて特に気にも留めなかった。そして二人しておばあちゃんに死ぬほど怒られた。

もう高齢だし衰えがきているのではとも言われたがとんでもない。毎日ゲートボールに出かけ、ダメだと言われているのに庭で野焼きしてボヤ騒ぎを起こし、若手の坊さんと一緒になって墓場でタバコを吸って怒られたりとやりたい放題。むしろ少々元気が無くなった方が良いのではとすら思われた。

夕暮れ時になると奇妙な唸り声と共に雑木林から自転車で飛び出し爆走するジジイがいる。そんな怪談じみた話が町内で話題になった時があった。私はちょっとした冒険心から爆走ジジイの謎を解いてやろうと考え、探偵きどりで近所の聞き込みを開始した。するとどうだろう、捜査開始後わずか数分で驚くべき証言を得ることに成功する。

「それ、キミんとこのじいさんだよ」

その正体は我が祖父だった、超スピード解決である。30分番組どころか2分で事件は解決、小学生探偵としてはコナン君より優秀だったのではないだろうか。

「ウチのおじいちゃんはどうやら町内三大迷惑老人と呼ばれているらしい」

ある日いとこがそんなことを教えてくれた。なんということだろう、三大名所や三大グルメ、本来そんなポジティブな内容に使われるべき"三大"がこんなところで浪費されているとは。それも三大迷惑老人とはちょっとした妖怪みたいな扱いである。しかし考えてみれば実の孫が要件を伝えるまでに6回も電話をかけ直さなければいけない人など、まぁまぁな迷惑妖怪だ。うかつに気候の話をしようものなら。

「おじいちゃん、最近暑くなってきたね」

「うん暑いな、じゃ」ガチャ

自転車で爆走して墓場でも迷惑かける話が通じない老人となれば鬼太郎でも相当な苦戦をしそうだ。隙を見て太ももを触ってくるオプションま

で付いた日にはゲゲゲくらいは言うかもしれない。

終始この調子なので、迷惑老人云々という話にショックを受けたわけではなかった、むしろそりゃそうだろうなくらいの気持ちだ。居間で寝ころびながら暴れん坊将軍の再放送をみているウチのおじいちゃんは上様よりも暴れん坊なのだ。

そんな祖父は私が大学生の時に亡くなった。

目に余る腕白ぶりを見せつけまくったおじいちゃん。男はいくつになっても少年の心を忘れないなどと言っていたが、家族からは頼むから早く忘れてくれと思われていたおじいちゃん。迷惑老人などと言われ好き放題やっていた人ならばあまり人望も無く、手を焼いていた家族にしても悲しむ人は少ないのだろう、ここまで読んだ人ならばそう思うかもしれない。

それは大きな誤解である。

祖父の葬式には遠方からも親族一同が、そして付き合いのあったご近所の方も大勢集まった。実際に祖父と過ごした人間にはわかるのだが、彼がおこなってきた数々の行為に悪意は無かったし、迷惑といっても生活に支障が出るものや金銭的に負担がかかる類のものは無かった。行きたいところに行きやりたいことをやるが一線は超えない。自由だが無秩序ではない。それがわかっていたから祖父の周囲に彼を本気で疎ましく思

っている人などいなかった。

結局最後に電話した時も何度か話の途中で切られてしまったが、大正生まれの祖父のことだ、もしかしたら電話は要件を手短に、長電話してはいけないという祖父の習慣だったのかもしれない。

私は知っている。おじいちゃんは孫に触れることでその成長を喜んでいた。

私は知っている。おじいちゃんは孫がアニメを観ている時、裏番組だった暴れん坊将軍の再放送を観せろとは決して言わなかった。

私は知っている。おじいちゃんは好物のどら焼きを自分より先に家族に食べさせる人だった。

私は知っている。おじいちゃんは足が悪いおばあちゃんのために日に何度も自転車で買い物に出かけていたことを。

自分は我慢してでも大切な人を優先し、静かに笑っているおじいちゃんを私は知っている。

家族や親しい人がいない中で第三者が祖父のことを記録に残そうとした場合、もしかしたら「好き勝手暴れて迷惑をかけまくったじいさん」として扱われるのかもしれない。それは間違いでは無いが、全く本質をとらえていない記録になってしまう。

幸い祖父の場合は周囲に人が多かったこともあり、見当違いの認識をされることは無かった。しかし核家族化が進んだ現在は常に家族の誰かが近くにいるとは限らない世の中になり、私自身も実家に帰るのは年に数える程度である。

もしこの先私が突然死んでしまった場合、誰か私のことをわかってくれるだろうか。どう生きるのか、どうありたいのか、生き方を考えるなら死に方も考える、そしてそれを共有する場が必要だと思った。

私は実家に帰省する度に両親とよく話すようになった。健康について、趣味について、お金について、家族について。そして最期の時と、その後について。

あの時、私はおじいちゃんのことをわかっていたし、おじいちゃんも私のことをわかっていたと思う。だから電話が切られても怒ったりしなかった。またかけ直せばいいだけだから。

だけど今は祖父も祖母もいなくなった。あの家に電話をかけて一方的に切られることは無くなったが、今度は何度かけ直しても繋がることは無い。

ああそうだ、電話が繋がるうちにもっと話をしよう。私の人生をもっと知ってもらおう、父の自分らしさを、母の自由をもっと知ろう。

私は離れて暮らす両親に毎週電話をかける。

食べれなかった餃子の味。

優秀賞　きょうこ／伝統工芸が好きなライター

食べることへの執着が強すぎて、うんざりすることがある。
妥協が、できないのだ。

1日3食、限られた中で「これでいいや！」は絶対にしない。1食を大事
にするあまりに、時々大変なことになる。
「あれが食べたい！」と思えば、スーパーに材料を買いに小走りし、
黙々とつくりだす。それが早朝であれ、深夜であれ、食べたいと思って
しまったら頭から離れなくなるので衝動的につくり出す。時には自分が
納得できる味になるまで、何度もやり直すこともある。

外食のときだって厄介だ。目的のお店が開いてない！ となると、目当
てのお店にたどり着くまでに、脳をフル回転させて思い起こしたり調べ
たりする。どんなに歩いてクタクタになっても、ふらりと近くのお店に
「なんとなく」入ったりはしない。

面倒な性格だなぁ…と度々思う。
ただ、1食をミスってしまったときのダメージの大きさを考えると賢明
な生き方なのだ、と思うようにしている。

そんな私が唯一、後悔しているのがおばあちゃんがつくる餃子の味だっ
た。
私はおばあちゃん子で、小さい頃からおばあちゃんの手料理を食べて育

ってきた。その中でも餃子が大好きで、おばあちゃんはよく、背中を丸めて餃子を丁寧に包んでいたのを今でも覚えている。晩年はボケてしまって色んなレシピを忘れていた。そんな中、餃子だけは覚えていたようで、ほぼ毎晩餃子のときがあった。家族は「また餃子かよ！」とよく言っていたけれど私は飽きずにおいしく食べていた。

おばあちゃんのつくる餃子は、具がぎっしり。キャベツもニラも大きめに切られていてお肉もみっちり。焼き具合はカリッぬるっとの間のちょうどいい感じで、口に入れると野菜の食感が残るいい感じの焼き具合だった。

私は気が向いたらたまに包むのを手伝っていたけれど、おばあちゃんからレシピをちゃんと聞いたことはなかった。
最後、おばあちゃんが病院のベッドにいるとき、やっぱりそのことだけは気になったので、もう喋れなくなってしまったおばあちゃんにダメもとで「餃子のつくり方教えてよ！」と言ってみた。そうしたらおばあちゃんは目をまんまるくしながら布団をぎゅっと握って、餃子の包み方を教えてくれた。「ひだをね、こうやってつくるのよ」と言わんばかりに布団を引っ張り出してテキパキと包むやり方を教えてくれた。私も一緒に布団を引っ張り出してやってみた。あぁ、こんな包み方をしていたんだ、とそのとき思いながら、何だかやるせない気持ちになった。

おばあちゃんが息を引き取った後で、揉めたことがある。
それは遺産のことで、言った・言わないで一時期大変なことになってしまった。
どこの家庭にもよくあることなのだろうけれど、こんなにちっぽけなことが、こんなにも人の性格を変えてしまうのかってくらいのドラマチックな修羅場を見た。

そのとき学んだのは、「家族だから分かるだろう」はないということ。

人生は長いようで、短い。ふんわりしているとそのまま逝ってしまう。本人はさておき、残された私たちは超能力者でもない限り、その "ふんわり" を摑み取ることは困難だ。単独なら自己解釈でいけるかもしれないけれど、それが何人もの人が関わることとなると、やっぱりふんわりでは難しすぎる。

これはおばあちゃんが悪いとか、そういうことではなくて、多少強制的にでも話す機会を持てなかったことがやっぱり問題だったと思う。

ただ、『人生会議』と言っても…。
どうやってきっかけを作ればいいの?
元気なうちに話しよう、と言っても…。
本人にその気がなかったら逆にことを荒立ててしまうのでは?

そう考える人はきっと多い。

今回、この「#わたしたちの人生会議」というテーマで書くにあたり、もう一度この難しさについて考えてみた。普段の生活の中で、家族間でさりげなく聞いたり話したり、コミュニケーションを取ったらいいのだろうけれど、私は一人暮らしで地方住まいだから、家族と離れて暮らしている。そんな中でどうしたらいいのだろうと悩んでしまった。

色々考えたすえに結論としてたどり着いたのが、やっぱり自分から自主的に話す機会を持ったほうがいいということだった。おばあちゃんの一件があって、私は両親と兄弟で集まって話をしたことがある。テーマは、「お父さんが死んだら、どうしようか。」主に遺産のことで、私たち兄弟間では絶対に揉めたくないから、その意思を確認しあった。正直、みんなにとってはまだまだ現実味がなくて、最後はふざけ合いながら終わってしまったけれど、あのときあの席でみんなと共有できたこと、それだけで私たち家族にとっては大きな一歩だったと思う。

今はコロナのこともあり、ますますいつ何が起こるか分からない状況だ。
最後、会えなくなるまま終わってしまうこともあるかもしれない。
だからこそ、家族と連絡を取る一つひとつの中で、"ふんわり"をできる
だけなくしていきたいなと思う。確信的なことでなくても、知りたいこ
とはどんどん聞いておきたいし、伝えておきたい。だって、また餃子の
ように後悔したくないのだから。

桜が目に沁みる

佳作　ちくわ

人生会議の第1章は、結婚する前に始まりました。

夫との約束は2つだけ

「僕より先に死なないで欲しい」

「死ぬときには僕のことを抱きしめて欲しい」

1つめの約束は守れましたが、2つめは守れませんでした。

今でも、ずっと、後悔しています。

天国に旅立った夫に最初に伝えた言葉は「約束を守れなくて、ごめんね」です。

私たちは獣医大学の同級生。研究室で一緒に研究をするうちにつきあい始めました。

卒業後、夫は動物病院を開業し、私は公務員になり2人の子供に恵まれ幸せを享受していました。

夫は、毎朝4時に起き家族のお弁当を作ったり、子供の勉強をみてあげたり、自分よりも家族を大切にする人でした。厳しくて優しくて何でもできるお父さんでした。

夫が小さい時から欲しかった唯一のもの「家族」を彼は何よりも大切にしました。

私たち家族は、川の字になっていつも眠っていました。

恵まれた人生をずっと生きてきました。

人生会議の第2章は東日本大震災の日から始まります。

神戸に住む夫の母がガンで他界し、しばらくたってから、夫がつぶやきました。

「お袋がいなくなって、何のために生きるのかわからなくなった」と。

小さい頃に両親が離婚して母に育てられた夫は、母に褒められることを目標とし、自慢の息子を演じることが生きがいになっていたのかもしれません。

母の存在の大きさを実感しましたが、夫が感じている喪失感や苦しみをこの時はまだ本当の意味で理解できませんでした。

私が夫の心にある喪失感を、理解できたのは7年後に夫が他界した後のことです。

夫の心に空いてしまった大きな穴は、夫の心と体のバランスを崩してしまいました。

母が他界した4か月後に診察中の病院で夫は倒れました。

診療中に意識が混濁しました。

検査入院を行うために、動物病院を一時休むことになったのです。

夫は45歳、長男は17歳、次男は13歳の夏でした。

夫にとって辛い闘病生活とすこし残酷な人生会議が始まりました。

入退院のため2ヶ月間動物病院を休診することなった時、夫が言いました。

「一度失った信用を取り戻すことはできないし、離れた患者さんを取り戻すことはできないので病院を閉院したい」と。

何度も何度も話し合い再開を説得しました。

通勤電車の中で「立っているのが苦しい」と初めて感じたことを記憶しています。

夫の病気は「腎性貧血」で毎月1回の通院生活が開始されました。

夫のお酒の量がこの時から増えてしまった気がします。

夫は強くて、弱い人でした。

そして、優しくて、思いやりのある人でした。

私は彼の気持ちに寄り添うというより、自分の気持ちに寄り添っていた気がします。

それは、私にとって人生最初の試練でした。

夫の言う通り病院を再開しても患者さんは戻ってこず、数名しかこない病院で過ごすことは夫の心を大きく傷つけました。

動物病院は私たち夫婦の夢の象徴でもありました。

幼少期から憧れた「動物のお医者さん」は私たちのもう1人の子供みたいな存在でした。

土日に動物病院を手伝っている時、夫は少し安定しました。

長男と次男の成長だけが唯一の支えとなり、家族との時間が夫のやすらぎになりました。

もっと、もっと、一緒の時間を増やすべきだったと思います。

私はいつも夫より自分や仕事を大切にしました。

夫はいつも自分より私を大切にしてくれました。

職場の後輩に質問されたことがあります。

「結婚のメリットは何ですか？」

私の答えはいつも同じです。

「世界で一番自分を大切にしてくれる人と家族になること」

病院を再開ししばらくたってから夫が言いました。

「11月22日のいい夫婦の日の日に、湯河原に行こう。あっちゃんの慰労会かねてね」

旅館に泊まり懐石料理をいただきました。

この時のとった優しいまなざしの写真が遺影になりました。

カメラを向ける私をみつめる夫の瞳は、優しく、深く、哲学的です。

ずっとみつめていると、ふと、思います。

「夫の寿命を短くしてしまったのは私ではないか」と。

夫の人生観は「仕事も人生もランディングが大切」で「潔く、逝きたい」とよく口にしていました。

病を得て、人生の着地点をずっと探しているように見えました。

少しずつ、確実に、病は進行し、精神力だけが研ぎ澄まされていったような気がします。

「ベクトルの向かう先は変わらない」とも言っていました。

そして、体が悲鳴を上げました。

人生会議の第3章が始まりました。
52歳の誕生日の少し前に、肺炎と菌血症と腎臓の機能低下、貧血の悪化で緊急入院し透析と輸血を行い一時的に回復しましたが「ザルに水を注いでも意味がないので、もう積極的な治療はしない」と主張し病院の方々を困惑させました。
「息をするのが苦しい」とこの時、初めて感じました
私が病院の方に「家族が、本人の意思を尊重し、前向きな治療に対する説得をしないのは、ある意味、ネグレクトです」と言われてしまった。
と落ち込んで報告した翌日に、夫は毅然として退院を強行しました。
退院の時の冷ややかな空気を今でも覚えています。
自宅に帰るタクシーの中で交わした言葉があります。
「この桜が最期の桜だね」
それ以来　桜の季節が苦手になりました。
桜を見ると、胸が苦しくなります。

そして、在宅療養が始まりました。
食べ物を身体が受け付けなくなり、氷やシャーベットだけで、仙人のような形相になっていきました。
夫婦の会話は、「ランディングの細かい指示になりました」。
動物病院を閉めるにあたっての様々な手続き、
リース契約の解約や機器の整理、不動産の手続き、車の始末、引越し、
お墓のこと、お葬式のこと、
子供のこと、私のこと、
私が困らないように、沢山のことを繰り返し、繰り返し、教えてくれました。
歩くことさえおぼつかない体で、様々な事務手続を行うために奔走しました。
命をけずって、家族を守り、院長、そして、家長としての責任を果たし

ました。
ある日曜日　細長い夫の手が伸びてきました。
「あっちゃんと暮らせて幸せだったよ」
胸があつくなり、良かったと心から思いました。
「私も」とちゃんと言えたか覚えていません。

亡くなる前日に夫がしたことは3つあります。
1つ目は、棺にいれる臨床着を指定してベットサイドに私に準備させました。
2つ目は、私の次の住居を知り合いの不動産屋さんに電話でお願いしてくれました。
3つ目は、最後の晩餐にウイスキーの水割りの氷の音を楽しんでいました。
最後を悟った夫が私に言いました。
「明日は仕事を休んで欲しい」
「明日は年度初めの辞令交付があるから休めない」と答えました。
翌朝、出社前に手作りシャーベットを夫の口に含ませ
「行ってきます」
「ありがとう」が対面で交わした最後の会話。
「苦しいから帰って来て欲しい」
「辞令交付が午後だから難しい」が電話で交わした最後の会話です。
私は、夫の苦しみよりも、「仕事の体面」を重視しました。
取り返しのつかないことがあることを、人生で初めて知りました。
夫のベットサイドには、モルヒネのシロップが散乱し、瞳は開いていましたが、表情は穏やかだった気がします。
夫のランディング、そして、旅立ちは、鮮やかで素敵だったと思います。

そして、人生会議の第4章が始まりました。
動物病院の閉院、引越し、初めての1人暮らし、納骨、長男の国家試験と就職。

不安に押しつぶされそうになりながら、夫の存在の大きさをかみしめながら、

他界してもなお、家族を守る夫に支えてもらいながら、乗り越えてきました。

沢山、後悔して、道に迷って、立ち止まることも、現実を受け入れることも、上手くできなかった2年9か月でした。

今でも、月命日が近づくと不安定になります。

毎朝、仏壇に手を合わせお祈りします。

「夫が天国で心安らかに過ごせますように、子供たちが健やかに過ごせますようにまもってください」

たまに息子と話します。

「お父さんならなんと言うだろうか」と。

私たちは今もなお、心の中で夫と対話し続けます。

生前の夫がよく口にしていた言葉があります。

「人生は苦行で、償いが終わった人から、天国に行くことができる」と。

夫の心に、寄り添うことができなかった私は、夫に償うことができないので。

辛い思いや寂しさを感じている方々に、少しの時間寄り添う活動が、できたら良いなと思えるようになりました。

夫が教えてくれた沢山のことを、時間をかけて、理解しながら、味わいながら、生きていこうと思っています。

夫が他界して3回目のお正月を迎えました。

天国の夫に手紙を書いてみました。

「拝啓　そちらの暮らしはどうですか。楽しく過ごせていますか。

　あなたがいなくなってあなたの存在の大きさを、知りました。

　あなたのことを沢山考えた日々でした。

　あなたに会いたいと何度も思いました。

　あなたのそばに行きたいと願いました。

　あなたの面影に出会うたびに胸が痛くなりました。

1番辛いと感じるのは、子供の成長を一緒に喜ぶことができないこと。
あなたの大好きな、あなたのことが大好きな子供の成長を一緒に見守
れないこと。
　でもね。少し考え方を変えました。
　天国に行ったあなたは私の中にすっぽり入り、私の一部になりました。
　あなたの望み通り、私達は1つになった気がします。
　ずっと、あなたのことが好きでいられてよかったです。
　大好きなあなたにエールを送ります。
　そして、ありがとう、です。
　今までも、これからも」
私たちの人生会議はまだまだ続きます。

旅立つ日
#わたしたちの人生会議

佳作 砂男（すなを）

以前ある医師にこんな話を聞いたことがある。

「どれだけ覚悟ができているつもりでも、いざとなると人は生きたいと思う。そして家族は生かしたいと思う」

その医師はある患者さんのかかりつけ医だった。末期症状であり家での看取りを希望していたその患者さんとご家族に対し、医師は

「救急車は呼ばないでください。救急車がくれば救命措置が行われます。それが彼らの仕事ですから。何かあった時には必ず僕に電話をしてください。24時間、携帯を持ってます」

と伝えていたという。

だが、その時が来ると家族は慌てて救急車を呼んでしまった。その医師がかけつけた時には、救命措置が行われている真っ最中だったらしい。

それが当たり前かもしれない。

目の前で自分の家族が苦しんでいれば、事前の約束など頭から吹っ飛んでしまう、助けたいと思う、その方が普通なのかもしれない。

＊ ＊ ＊ ＊

僕は自動車免許証の裏に臓器移植に対する意思表示をしている。それは妻にも話している。

> 「もし僕が死んだ時には、それが脳死であっても、僕の体で使えるものがあれば全部使って欲しいと思ってる」

妻からは一つだけ要望があった。

> 「目と皮膚だけはやめて欲しい」

感情的に無理なのだろう。それは僕にも理解できた。だから記載としてはこうなっている。

以下の部分を使用して臓器提供に関する意思を表示することができます（記入は自由です。）。
記入する場合は、1から3までのいずれかの番号を〇で囲んでください。
①．私は、脳死後及び心臓が停止した死後のいずれでも、移植のために臓器を提供します。
2．私は、心臓が停止した死後に限り、移植のために臓器を提供します。
3．私は、臓器を提供しません。
《1又は2を選んだ方で、提供したくない臓器があれば、×をつけてください。》
【心臓・肺・肝臓・腎（じん）臓・膵（すい）臓・小腸・眼球】

（皮膚に関しては意思表示できる箇所がない）

僕にもしものことがあった時には、救命措置は取らないで欲しい、葬式もしないで欲しい、墓もいらない、と妻に伝えてある。

そんな感じで我が家ではまあまあ最期の時について話している方だろうと思っていたのだが。

5年ほど前に登録している骨髄バンクから「マッチングした」との連絡が入った。僕は喜んでそれを受けた。

病院での健康診断などを経たのち、家族への『説明と同意』の場所が設けられることになった。「こうした経験をしておいた方がいい」と思い僕は息子もその場に連れて行った。

医師、移植コーディネーター、僕、妻、息子、その他のスタッフでテーブルを囲み、説明が始まった。

こういう時は『万が一』の話が強調される。僕は提供する側で、骨盤から骨髄を抜くだけなのだが、それでも危険がゼロというわけではない。

万が一、つまり移植過程における事故だったり死亡例だったりするわけなのだが、それをまあまあしっかりと説明される。当たり前だ。そもそも万が一が起きた時のための同意でもあるからだ。

説明が終わると「では、奥様、ここにサインを」と妻に紙が差し出された。

だが。

妻はペンを持ったまま。

サインができない。

落ち着いて聞いていると思っていたのだが、どうしていいのかわからなくなってしまっているようだ。

僕が「大丈夫だから」と言うと「大丈夫？ 書いていいの？」と僕を見て妻は言った。

僕が「うん。大丈夫。書けばいい」と言い、それからようやく妻はゆっくりとサインをした。

一部始終を横で見ていた息子は終始落ち着いていて、帰りには「僕もいつか骨髄バンクに登録をする」と言ってたので少し安心したのだが。

わかったことは、もし僕に万が一のことがあった時、妻は冷静に判断できないということ。

僕が苦しがっていればたぶん妻は救急車を呼んでしまうだろう。

僕が脳死したとしても僕の身体から臓器を抜くことをたぶん妻は了承できないだろう。

息子はどうだろうか。そうした状況の父と母を見ながらも、僕の意志通りの判断をしてくれるだろうか。

そして僕はどうだろう。

土壇場になって

「お願いだ、助けてくれ…、どんなことをしてでも、生きたい」

と言ってしまうのではないだろうか。

わからない。

現実的に考えれば、思い浮かべているようなシチュエーションで旅立てることなんてまずない。その時は突然、想定外の形でやってくる。

その時に何がどうなるか、わからない。

だが、どうなったとしても、僕はそれを受け入れるしかないのだと思う。

最後が自分の希望通りにいかなかったとしても、それが僕の人生なんだ。

その覚悟は必要なんだと思っている。

だけど、だから「この話をいくらしても無駄」と言いたいわけじゃない。

むしろ、だからこの話をこれからもたくさんしていこうと思う。

事あるごとに、僕の意志を、希望を話していきたいと思う。

できれば最後の決断が必要な時に「そういえば、あなたはずっと言っていたわね」と思い出してもらえるように。

「そうだね、母さん。父さんはずっと言ってたよ。それで間違いないんだよ」と言ってもらえるように。

その時に、僕自身もみんなも、勇気を持てるように。

なんて言いながら。僕以外の家族が旅立つことなんて全く想定してない
のが丸わかりですね。自分勝手ですいません（笑）

ちなみに私は2度、
死にかけたことがある。

佳作　こふく

ちなみに私は2度、死にかけたことがある。
嘘のように思えるかもしれないけれど残念ながら本当の話だ。
しかも、こんな感じで私が飄々と語りだすので
今まで話した人たちはみんな驚いていた。

＊　＊　＊　＊

1度目は大学1年生の時。
授業が終わり、これで家に帰れると思いながら自転車をひきながら横断
歩道を渡ろうとしたときに車にひかれた。

世界がスローモーションになり、気づくと体は横断歩道からはみだした
別のところにあった。幸い、周りの人がすぐに助け起こしてくれた。近
くの塀に寄りかかると、どうやら足を擦りむいただけのようだった。

救急車を呼ぼうとする周りの人に「大丈夫ですから」と言いながら、大
学の保健室へ知人に支えながら行った。保健室の先生にはひどく怒られ
た。そして心配された。

初めてのことで疲れ、家に帰ることにはぐったりしていた。でも、頭は
鮮明で心臓はまだ激しく鼓動していた。人間はいきなり死ぬのだと確信

したからだ。いきなり、終わりが降ってくるのだ。

例えば、家で美味しいご飯が食べれることを当然のように楽しみにしていても、体を休ませ泥のように眠ろうとしていても、読みかけだった本の続きを読もうとしていても、久しぶりにいきなり親に電話して驚かせようかと思っていたとしても。

どんなに楽しみにしても、どんなに親孝行をしようと思っていても、人はいきなり死ぬのだ。
ただの学生でも、お金持ちでも、いい人でも、悪い人でも、対等に。

そのことを頭よりも速く、体で知った。結局、一番大切なのはいきなりということだ。自分がいつ死ぬかということは誰にも分からない。そこがミソだ。前もって予期できないのだ。だから、死については何の抗いもできず対等にみんな死んでいくのだろう。良くも悪くも。

それから、私は人が変わったように生き急ぐようになった。自分の知らない世界に飛び込み、いろんなことに首を突っ込んだ。私は圧倒的に経験が足りないと思った。 だから、あのとき、「このまま死ぬのは嫌だ」とさえ思えなかったのだ。ただ呆然と車を見ていた自分が嫌でたまらなかった。後悔もできないちっぽけなまま人生で幕を閉じたくなかった。

＊　＊　＊　＊

それからしばらくして、大学3年生になっていた。 また、車にひかれていた。嘘のような話だが本当だ。これを書くたびに信憑性は薄れるかもしれないけれど。このときも自転車と一緒。そして、今度も奇跡的に打撲で済んだ。

2回も車にひかれていると、いよいよ次の3度目で死ぬのだなと思った。多くの人のように、私もいつかは死ぬのだと今度は体に刻み込まれた。

人はいつか死ぬということは頭ではわかってはいても、どこかまだまだ他人事だった。1回目の事故があってから、人生80年換算でそんなに時間は過ぎていない。少なくともここ2、3年くらいでは死なないと無意識に思い込んでいた。

一瞬でいつでも人は死ぬ。だから、日々の一瞬を懸命に進まなければいけない。1度目はそう思った。そして、生き急ぐように色々なことをして楽しかった。充実した。経験も積んだ。けれど、疲れた。そして、また事故にあった。今度は、日々の一瞬は愛おしかったんだなあと思った。

当然のように、明日演じると思っていた台本を読み、遅く眠った。撮影のため、みんなが待っている電車に駆け出す。「遅刻しそう」この一言で済むことがこんなにも愛おしい。そこにはみんながいて、自分もいて、その全てがそれぞれかけがえのない。全ては変化するものだから、一瞬のその人はその一瞬だけのその人。そして、人が感じるその一瞬だけの感覚はその一瞬だけの感覚。全て同じように再現することはできないのだ。そう思い、今度は「いきなり人は死ぬ」と思いながら生きようと思った。

前回も同じように思ったけれど、その性質は大きく違う。死ぬ前にたくさんの経験をしようと今まであれこれやってきた。それはもちろん自分の視野を大きくした。

でも、それだけじゃ足りなくて、一瞬の愛おしさを大切にしようと思った。だから、人も大切にするようにしたし、言いたいことはいつかと言わず、思ったときに伝えた。いつかみんなでしようと思っていたこともすぐにした。時代も変わっていくように、人との関係性も良くも悪くも

全く同じなのはそのとき限りだろうから。

そして、自分の感情も大切にした。思ったことは逃さずノートに書きとめた。一瞬の感覚をノートに切り取っておきたかった。そうしていると、前よりも色々なことを感じるようになった。

昔は、自分がどう思われるかだけ気にして生きてきた。嫌われたくない、見下されたくない。その一心でガリ勉をしてきた。ノートの一面は英単語や数式で綺麗に埋め尽くされていた。それが大きく変わった。自分はどう思うか、どう感じるかがノートにたくさん記されていた。感じているときにすぐさま、殴り書きしているので文字はぐちゃぐちゃで読みづらく、とても綺麗とは言えない。でも、それと引き換えにどういったことで喜び、悲しみ、ときめくかがよくわかるようになった（でも、わかるようになったからといって、自分を賢く上手に動かせると言ったらそうではないけれど）。

自分のことが分かるようになると、自分のことを前よりもずっと好きになれた。人の目ではなくて、自分のために生きられるようになった。やっぱり、前のように人の目を気にすることがあって選択を誤ることもあったけれど。でも、そうやって間違ってもがきながら生きていくことも悪くないと思えるようになった。

そして、そのもがきの中で新しいことを感じ、学んでいくことこそが好きだと思えた。だから、そのもがきの中の感情を記しておくためにもノートにはいろんな感情を書いて行くこれまでも。これからも。その中で人と共有したり共感したりしたいと思ったことはnoteに書いている。

終わりはいつ来るかわからない。いきなり、一瞬で私の感覚は消える。だから、一つでも遺していきたい。自分の生きた遺跡。それは決してき

れいなものじゃなくて、いろんなものが混じっているだろう。それも余さず残していきたい。感じることは他の生物でもできることかもしれないけれど、それを遺していくことは人間に生まれたからこそできることだと思う。

でも、一方で自分の存在を周りの人に忘れて欲しいとも思う。きっと、亡くした存在を抱えながら生きていくことは苦しいと思うから。きれいさっぱり私のこと忘れてほしい。一人間としての足跡は残しておきたいけれど、固有名詞の私は忘れてほしい。

だから、本当はお墓もいらないし入りたくもない。もちろん、お盆にお菓子をお供えしに来なくてもいい。木の根っこの下で自然に還っていきたい。元の自然界の一原子となって空を漂いたい。そのとき、きっと自分だけの感覚は失われるだろう。だから、それだけはこの世界に遺しておきたい。

肉体は地に還し、感覚の遺跡はこの世に遺したい。欲張るなら、誰か私をよく知らない人が私の遺跡を見つけてこんな人もいたんだなと糧にしてほしい。

だからもし、事故か病気で内面的な感覚や思考を失って、このまま死ぬか、医療に生き長らえさせてもらえるか選べるような機会があったら、私はそのまま死ぬことを選ぶと思う。ただし、自分の守るものがなかった時に限って。自分だけの責任で選べるのなら、内面的な感覚や思考がないまま生きようとは思わない。

その際に選べるのならば、安楽死がいいとも考えるけれど、死ぬときの痛みも人生の感覚の一部と考えるのならば、人生を終えるけじめに必要とも思えるから痛みを感じながら自然に死んでいきたいと思う。でも、痛いのは怖いし、やっぱり嫌だとも思うけれど。

ちなみに私は2度、死にかけたことがある。　119

きっと、この文章を書き終えた次の瞬間、もしくは何年後かにはこの考えは変わるだろう。実際、書いている間にも考えはコロコロ揺れ動いている。でも、今のところ、この考えが優勢だ。自分の内面的な感覚、思考を大切にして自分の痛みを感じて死んで行きたい。そうすれば、私は悔いはあまりないのかと思う。きっと直前になって自分が死ぬことがわかれば、怖いに違いないけれど。今の頭ではそう思う。

卵かけうどんの葬儀

　佳作　櫻井 理江

　喪服でコンビニ袋をぶら下げた3人が、慌ただしく戻ってきた。

　中から卵のパックと、冷やしうどんを取り出して

「いやあ、意外と売ってないもんだね」

　という。

　父から聞いていた「最後に食べたいメニュー」の二品、卵かけご飯と釜玉うどん、を調達しに行ったのだという。

　ガランとして明るい、吹き抜けの葬儀場のロビーにいるのは、妹の家族と、私と、母。

　駅前の広い式場だというのに、参列者も、他の葬儀の関係者もいない。

　緊急事態宣言中の都会で、これから葬式をする。正確にはお経を上げる人さえ呼べないので、葬儀ともいえない、不思議な集まりだ。早朝の高速を6時間走ってきた私と夫と、妹の家族と母、全部で7名。その他には誰もいなかった。

「ここで開けちゃっていいかな」

「ちょっとあんたたち、これ持ってて」

　中学生と高校生の姪に開いたゴミ袋を構えさせておいて、妹は慣れた様子でパックを開ける。喪服の黒と、うどんの白に、割った卵の黄色がアクセントになって綺麗で、映画にありそうなシーンだと思った。

　葬儀屋の係は、サンドイッチマンの地味な方の人に、よく似ていた。

　そのガタイのいい黒服のお兄さんが、焼香用の小さいワゴンみたいな

物を持ってくると
「これ、使います？」
「あ、助かります。すみません！」
　それで、即席の食卓ができた。
「時間はゆとりがありますから、大丈夫ですよ」

　糖尿病なのに節制を怠り続けた父は、テレビの医療ドキュメンタリーや介護の話題が嫌いだった。というか、そうしたものに、まるで興味がなかった。
　管に繋がれた老人、車椅子を押されて移動する人を見ると必ず、
「あんなんなったら、おしまいだ」
　と言った。

「しかしまあ、あんなんなって生きてても、どうしようもないよな」
「生きててもしょうがないのに、なんで生きてるんだと思うよな」
「またそんなこと言って、罰当たりな」
「バチもクソもあるか。あんなのはダメだろう」

　母は正反対の健康オタクだったので、いつも口論になる。
　時には私や妹が、母の代わりに相手をすることもあった。

「そんなこと言って、お父さんだっていつかそうなるんだよ」
「俺はならん」
「そんなこと言ったって、わかんないでしょ」
「俺は、ならないの」「なんでそんなこと言えるの、わかんないでしょ」
「わかる」
「どうして」
「そういう時は、俺は自分でちゃんとするからだよ」
「ちゃんと、って何よ。どうすんの」
「そりゃ、しかるべきところに行って、自分でけじめを付けるんだよ」

「何言ってんだか。できるわけないでしょ」
「できるよ俺は」

　とにかく、ああやってダラダラ生きるのはだけは、絶対にダメだ。
　そう言いながら父は、存分にダラダラと生きた。糖尿病患者の悪い見本のように、みんなの世話になり、迷惑をかけまくった。薬が強くなるに従って認知も弱り、意思の疎通さえ微妙になったが、遠方から訪ねていく私には、弱っても変わりのない笑顔を見せた。

　食べることが何より好きで、好き嫌いは一切なく、食えなくなったら死んだ方がいい、が口癖だった父も、食が細り、嚥下に失敗して肺炎になると、ついに何も食べられなくなった。
　介護崩壊した母の代わりに父の面倒を引き受けていた妹は、私に電話を寄越して
「胃ろうをするか、このまま置いておくか、決めるんだけど…いいよね」
　とだけ言った。
　この父が、食べられず、寝たきりで生きることは、どう考えても「なし」だ。

「すいませんね、こんなこと」「本人にリクエストをもらってあったもので」
　発泡スチロールの容器に、黄色いうどん。
「いえいえ、僕も好きです。美味しいですよね」
　少し離れたところから、サンドイッチマンが笑ってくれるのがありがたかった。

　卵かけご飯と釜玉うどんは、合体して「卵かけうどん」として、焼香台に供えられた。
　私が持ち込んだ饅頭と、ちょっと高級なみかんも、一緒に並べた。

家の仏壇みたいになったけれど、葬儀場の立派な花と祭壇で、思ったより格好が良くなった。

「お経やご参列者のお焼香の時間、代わりに何かして頂くこともできますが、どうされますか」と言ってもらい、なんの用意もないから、みんなで父と喋ることにした。サンドイッチマンとその上司らしき人が、お洒落な椅子を人数分、棺の前に運んでくれる。

　とりあえず喪主から、と言ったが、母は「特にないよ」と言うので、妹から順に、父の思い出を話した。妹夫婦は県内に家を持ち、二人とも高校の教師をしている。父の最後の面倒を見ることも、葬儀の準備をすることも、本来なら相当に忙しい二人だ。

　それができたのは、ある意味、休校のおかげだ、と妹は言った。
　父が肺炎を起こして搬送される少し前に、緊急事態宣言が出されたように思う。面会はできずにいたが、緩和病棟へ移ったこともあり、最後だけは妹が一人で看取りをすることが許された。
　背中を撫でながら、好きな落語のCDをかけて「いい人生だった、よくやりました！」と話しかけて送ったのだという。

「金馬さんのCD、持ってきたんだよ」
　だから、会場のBGMがちょっとおかしい。さっきから落語が流れている。

　最初から最後まで、ボロボロ泣いていたのは私ひとりだった。声を出すわけではなく、悲しいからというわけでもないように思えるのに、溢れてこぼれて、どうにも止まらなかった。
　涙って、泣こうとしなくてもこんなに出るもんなんだ、と、他人事のように思いながら、私は元気な頃の父のエピソードを、いくつか話した。

姪は、施設を抜け出してファミレスに行った父に電話で呼び出され、注文し過ぎた料理を食べろと言われ閉口したこと。
　それから、納屋の隅で発見されたあんパンの袋とレシートの話。
「やっぱりどうしたって、褒めるより食べ物の話になっちゃうよね」
　みんなたくさん笑った。

　棺の中に花を収める、という段になって、妹が卵うどんを入れる。発泡スチロールの入れ物を買ってきたのはいいが、蓋はないから安定が悪い。
「顔の近くがいいんじゃないの」
「運ぶ時に危なくないかな」
「あ、その辺りなら大丈夫だと思います」
「じゃあここだ。はい、ちょっと冷たいけど、存分に召し上がって」
「本人も冷えてるからいいんじゃない」
「そうか、そうだね」

　誰もいないエレベーターホールから、斎場へ向かう車に、棺が移動する。
　コンビニの袋を提げた姪と、私たち夫婦と、妹夫婦と、母。
　来られなかった自分の子供たちと、知らせることさえできなかった沢山の人の分まで、ゆっくりと頭を下げる。

　こんな送り方で、よかった？

　こうして、父の葬式は終わった。

父と向き合った時間

佳作　ゆう

「お父さん、死のうと思ってる」

ある晩、リビングでバラエティ番組を一緒に観ていたはずの父が、ふと吐き出した言葉。私は驚きつつも、言葉にならない言葉を飲み込みながら、チカチカと光るTV画面を眺めるしかなかった。

当時の私はまだ学生で、父の突然の告白にあまりに無力だった。考えあぐねて絞り出した言葉が「私には夢があるの。落ち着いたら、家族みんなで温泉旅行に行くこと。だからそれまで生きていてほしい」。それだけだった。父は静かに「分かった」とうなづき、その話はそこで終わった。

当時の父は、誰の目から見ても明らかに憔悴していた。若くして会社を立ち上げ、いくつかの事業を並行して展開し、寝る間を惜しんで働いた父であったが、幸いバブル景気も後押しして会社はみるみる大きくなり、私が物心着くころには、一家は裕福な生活を送れるようになっていった。

しかし、人生はそううまくはいかない。それまでの過労がたたったのだろう。父は40代半ばで心臓発作を起こし、死にかけた。診断名は「拡張型心筋症」。外科的手術でどうこうできるレベルではなく、とにかく「無理をしないこと」が父に出された処方箋だった。

その後も、高血圧に糖尿病、腎臓病と新たな病気を一つ一つと増やしていき、みるみる弱っていった。父は事実上の引退生活を余儀なくされ、支柱を失った会社は徐々に傾き、気が付けば、会社を畳むかどうかの瀬戸際に立たされていた。家族だけでなく社員の生活も背負ってひたすらに走ってきた父は、「自分はもう走れない」という現実に直面したとき、「仕事一筋で生きてきたこの人生を手放して自分には何が残るのか、残された人たちの生活はどうなってしまうのか」と悩んでいた。父に「死のうと思っている」と言われたとき、不覚にも私は「そう思うのも仕方がない」と感じたのを覚えている。

そうはいっても、父に死なれては困る。私は翌週、父を精神科に連れて行った。担当医師は父の話に黙って耳を傾け、時折静かなそれでいて温かみのある口調で「それは大変でしたね…」と言葉を重ねた。私は、父には死にたい気持ちがあること、それに対して「温泉に行くまで待って」としか言えなかったことを正直に話した。先生は、「それで十分。それは家族にしか言えない言葉だから」と言い、父も私もほっと安心し、少しだけ心が軽くなったのを覚えている。以後も、父はこの先生と長い付き合いになり、先生は診察のたびに父のとりとめのない話に、じっと辛抱強く付き合ってくれた。

＊　＊　＊　＊

父は6人兄弟の三男として、幼いころから貧しい両親を助けながら育った。
父と母は中学校の同級生で、結婚後4人の子どもに恵まれたが、長女は母のお腹を早く出過ぎてしまい、1度も家に帰ることなく1歳の時に入院先の大学病院で亡くなった。その次に生まれた長男も600gしかなく、幸い一命は取り留めたものの未熟児網膜症を患い、生まれながらにしての全盲であった。次に生まれたのが私で、さらに1つ下の弟である。

父は本当は大学院に進んで国文学の教授を目指したかったそうだ。実際に当時の指導教官にも強く進学を勧められるほどにその筋では優秀だったらしい。だが、父は兄の障害が分かると同時に進学を取りやめ、家族のために働くことを選んだ。そして、家族のためにお金を稼ぎ、家族が困らないよう少しでも多くのお金を残そうと働き続けた結果、身体を壊してしまう。

＊　＊　＊　＊

数年間にわたる闘病生活の末、父は会社を売る決断をした。そして、これまでの人生を振り返り、もう頑張ることを辞めたのだろう。会社を売ったお金を不動産に変え、悠々自適なセカンドライフを始めた。八ヶ岳山麓にログハウスを構え、自分で木を切り開き、冬は薪ストーブで身体を温め、芝犬をjeepの助手席に乗せて山麓の温泉を巡る生活は羨ましくもあった。今思えば、父にとっては、自分の人生をはじめて自分のためだけに生きた時間だったのだろう。とは言え、心臓は徐々に弱っていっていたし、循環器の先生からは「次発作を起こしたら命の保障はない」とも言われていた。

しかし、その安定も長くは続かない。父は会社を売ったお金をほとんど全て不動産に変えてしまったので、数年で現金がショートし始めたのだ。父はお金を稼ぐのは得意だったが、お金を増やすのは下手だった。ならば、不動産を売ればよいじゃないかと子どもながらに思ったが、父はそれを許さなかった。父にとっては会社を処分する代わりに手にした不動産は、自分の分身であり、自分が生きた証でもあったのだろう。

そうした父の様子に、母は焦燥感をあらわにした。家計の管理や固定費の支払いを任された母にしたら、徐々に家が傾いているのをみすみす見過ごすわけにはいかなかったし、父の死後、障害のある兄を抱えてどうすればよいのか…と強い不安を抱くのも無理がない。

ある日、母は家族全員に招集命令をかけ、今家族が抱える問題を共有するとともに、父の死後どうするか話し合うよう持ち掛け、私を議長に命じた。まさに、会議のテーマは父の人生であり、母の人生でもあり、のこされる私たち兄弟の人生でもあった。

この会議は、その後2年間、月1回ペースで続けられた。議題はさまざまで、売却する不動産と遺す不動産の仕分けから始まり、税金や固定費の支払い状況、父の生命保険の見直しや相続対策に至るまで話し合うべきことは尽きなかった。

しかし、解決すべき問題はたくさんあるのに、話は先祖の歴史や父の苦労話に、母の父に対する不満にと、脱線するばかり。議長の私は何度も軌道修正を図ろうとしたが、徒労に終わった。会議も10回目を迎えるころ、耐えきれず、「私は目の前にある問題を解決しておきたいし、お父さんにはそれを手伝ってほしい」と直訴した。すると父は、「もう十分働いた。あとはお前たちの時代だ。お父さんはもう動けないんだよ」と静かに語った。顔面を殴られたような衝撃を受けたのを覚えている。私だけでなく他の家族もみな、心のどこかで、父が本気を出せば、かつての強く威厳に満ちた父が顔を出し、目の前の問題を次々解決してくれるはずだと期待していたこと、でももうそれを父に期待してはいけないのだということに直面した瞬間でもあった。

この人生会議は、山のように動かない父を目の前に、それぞれのメンバーが父の予後を受け止め、自身がこれから喪失するであろうものと折り合いをつけるために必要な時間であったのだ。かつて、こんなにも家族が面と向き合って、本音をぶつけ合う時間があっただろうか。時には罵倒しあい、時には泣き崩れ、時には笑いあい、感情が家族の間を忙しくかけまわった。当然傷つくこともあったが、根底では、互いのことを深く理解し、共有しあいたいと望んでいたような気がしている。

結局、議題のほとんどを残したまま、父はその3年後、急性心筋梗塞で息をひきとった。一人きりの時に、ひっそりと。その死に方までもが、父らしかった。

父の死後しばらくは、父が未解決のまま遺していった問題の解決に私たちは追われた。父の華やかな時代を知る人の中には、父がいないのを良いことに、難癖をつけて財産の一部をだまし取ろうとする人もいた。急に家に訪ねて来て、「お父さんから貰い受ける約束をしているから」と一方的に家財を持ち出そうとする人もいた。私はそうした人々を追い払い、父が遺した財産をきちんと運用できるよう、法律や税について必死に勉強もした。

自分がここで踏ん張らなくては、兄と母、弟の人生がくるってしまう。父が死ぬ気で守ってきたものが奪われてしまう。大げさなようだが、そんな思いで必死だった。専門家の助けもかりて、ようやく種々の問題が解決するころには、父の死から5年がたっていた。

そうした死後の手続きや遺産管理は、まるで父の人生をなぞっているようだった。最初こそ、何故こんなにも煩雑で面倒な問題を遺して逝ったのかと憤り、怒りも感じたが、次第にそうした感情は自分を消耗させるだけだと気づき、それだけ父の死を自分が悲しんでいるのだと理解できるようにもなっていった。偉大で正しく見えた父も人間だったのだ。間違いもあれば失敗もある。それでも家族のために生きた人だった。その父が遺したものは、負の財産であれ正の財産であれ、受けとめよう、そんな風に思えるようになってきたのは、つい最近だ。

そして、私には今、新しい家族がある。父に花嫁姿をみせることはできなかったが、優しい夫と2歳になる子どもの3人で、幸せに暮らしている。父が生きていたら、間違いなく初孫を可愛がり、世話を焼き、身に余るお小遣いをあげようとしただろう。そんな姿を想像しては私の母や

兄弟と笑いあっている瞬間が、たまらなく愛おしい。

この先も、私たち家族は困難にぶつかり、判断に迷うことがあるだろう。でも、それももう大丈夫。2年間にわたるあの人生会議が今の私を支えている。両親がこれまで何を大切にし、子どもたちにどれだけの愛情を注いできたかを、私は知っている。両親は私がそれを大切にしながらも、時には自分の人生を優先して、親から譲り受けたものを取捨選択する力があることを知っている。

毎日でなくていい、たまに、家族とこれまでの人生を振り返り、この先の人生について話し合う時間があるのも良いものだ。そんな時間が、この先もきっと私を助けてくれる。

父の生き方

佳作　船津 さくら

初めてなんだよ、自由になったの。

はっきりとは覚えていないけれど。
70を目前に控えた父は、そう言った。

64歳で退職した父は、90歳を超えて一人暮らしをしている自分の母の元
で、週の半分を過ごすようになり、ご飯を作り身の回りの世話をする生
活を始めた。
1、2年が経ち、母（私の祖母）が施設入居したのを機に、その生活も終わ
りとなった。

＊＊＊＊

教師だった40年

父は教師だった。
数十年前にまだ父が若手の頃、当時荒れていた中学校に赴任し、生徒指
導の担当を任されていた話などを、いつだったか聞いたことがある。
「生徒指導担当の先生」と言えば、思春期真っ盛りなヤンチャな生徒を
厳しく指導する、強面の先生を私はイメージした。自分の出身校もそう
だったし、ドラマなどの印象もあったのだろう。実際はいろいろなタイ
プの先生がいるのだろうけど。

しかし父は怒ることもあまりなく、娘から見ると、そういう役回りは似合わない。

「ヤンチャな子たち、どうやって指導してたの？」
あまりに不思議で、私は尋ねた。すると父は、

「ただ話を聞くの。彼らの話を、まずは聞く。いきなり叱ることはない。そしたらね、だんだん父ちゃんの話も聞いてくれるようになったよ」

なるほど、と思い、昔のリビングの光景とリンクした。
当時小学生くらいだった私の記憶の片隅に、『平日の夜遅くまで、家の固定電話のコードをビヨンと伸ばして、夕飯も食べずに何時間でも長電話をする父』の姿が刻まれている。
1度や2度ではないその光景の中の父は、いつだって相槌がメインで、口調はとても穏やかだった、ような気がする。

今ならわかる。
ヤンチャで思春期で、懸命にその時を生きていた子どもたちの葛藤に、夜な夜ないつまでも耳を傾け、否定せずにただ受け止め、自分のプライベートの時間まで費やしていたのだ。
そんな先生がいてくれて、よかったなぁ。
我が父ながら、私は心からそう思う。

＊　＊　＊　＊

そして40歳を過ぎた頃、父は特別支援学校への赴任を希望した。
障がいについて自分でイチから勉強し、教員としての残りの時間をその世界で使おうと決めたのだ。
なぜなんだろう。そういえば、聞いたことがなかったな。
父がなぜそうしたのかはわからないけれど、私はその後、障がい児の通

園施設の保育士になった。

重い障がいをもつ子どもたちや、その家族の人生に伴走し続け、父は約40年にわたる教師人生を終えた。

親孝行の日々

そして父はすぐに、祖母の家へ通って介護を始めた。

慣れない料理も勉強した。ヘルパーさんの置いていく弁当を食べなくなっていた祖母が、父の料理は残さず平らげてくれるのが嬉しくて、いつも料理写真のラインが届いた。

生まれて初めて背中を流してあげた、感慨深い日もあった。

第二の人生というか、退職後もやりがいを持てていることに、私は安堵した。

そんな祖母も、施設に入居することになり、職員さんたちにすべて任せることになった。

はじめのうちは、里心がつくとばあちゃんが寂しくなっちゃうかもしれないから、施設での生活に慣れるまでは会いに行かないことにする。

と呟いた父の言葉には、隠しきれない寂しさが滲んでいた。

押し付けた、やりがい

私はそれから、父のことが心配だった。

退職前の父は、「退職したらシルバー人材に登録して、近所の子どもたちに英語を教えたり、趣味の日曜大工を生かしてできることをやろうかな」と話していた。
しかし予定がすっぽり空いた父が、動き出す気配はなかった。

私の母はまだ現役で働き、多忙な日々を過ごしている。やりがいを無くした父が、実家に毎日ひとりでいることを想像すると、このまま健康で長生きしてほしいあまり、私は心配になってしまった。

そんなある時、実家に帰る時に迎えに来てもらった車の中で、私は口うるさくこう言った。

> シルバーさんやるんじゃなかったの？ おばあちゃんの所にも行かなくなって、毎日予定ないんでしょ？ なんかした方が、絶対にいいよ。障害児関係のボランティアとかもいいと思うよ。

普段どんなことも否定しないで聞いてくれた父が、珍しくはっきりと、強く言い返した。

> 何曜日の何時にどこに行って、何をする。それがずっ・・・と決まってた。今はそれがなくなった。
> 何曜日の何時に何をしてもいい。初めて自由になった。
>
> 曜日が関係ない人生。
> 父ちゃんは、今が初めてなんだよ。

言葉にならなかった。

父は大学で教員免許を取って教師となり、母と共働きで3人の子どもを育て、全員を大学に行かせて、定年退職のその日まで働き続けた。

それだけではない。私たちは物心がついた時からずっと、曜日や時間が自由ではなかったはずだ。
決まった曜日の決まった時間に幼稚園や学校に通い、大きくなれば休みの日まで部活に通い、決まった時間の電車に乗り遅れないようにして、次の日を案じてだいたい決まった時間にベッドへ入る。

疑問にも思わず、そういうものなんだと、当たり前だと刷り込まれて、生きている。

しかし、退職して介護もひと段落した父は、今までの「当たり前」に縛られない自由というものを、70を前にして知り、大切だと気づき、そして謳歌しはじめていた。

心も身体も健康に保つために、リタイヤ後も何かしらの活動をして少しでも長く生きてくれることを、周囲は願う。
でも本人は、働き続けた自分を労い、初めての「何もしない自由」を噛みしめている。

しあわせに死ぬこと、生きること

しあわせに生きるって、なんだろう。
しあわせに死ぬって、なんだろう。
その人にとってのしあわせって、いったいなんなんだろう。

正解はわからない。

だけど私は、父に何かの活動を勧めることを、やめた。

またやりたくなったら、その時にやればいい。やりたくなければ、それでいい。

身体を動かした方が、長く健康でいられるかもしれない。

誰かと会って話した方が、脳も活性化するかもしれない。

でも、違うんだ。それが1番大切なことじゃ、きっと、ないんだ。

さみしい。

長生きしてよって、言いたい。

だからあれやろうこれやろうって、言いたい。お願い、元気でいてよ。

だけど、相手を想うあまり周囲が生き方を押し付けることが、本人にとってしあわせとは限らない。

自分で選んで、自分で決めることが、どんなことよりも大切なんだ。

やりがいって、生きがいって、なんだろう。

父は、家族を守るために懸命に働き続ける背中を見せ、最後までやり遂げてから自由に生きる姿を見せ、そして大きな問いかけをそっと置いた。

その問いかけとは、人がどう生きるか、どう死ぬか、どう見守るか。

私はゆっくりと向き合っていく。

限りあるから大切なんだろ

佳作　meme

「ナライちゃんの告別式に来る人来る人、みんな永ちゃんのコンサートタオル首にかけてくるんだもん、まいったよ。きっとあの光景みて大笑いしてんだろうなぁ。こっちの気も知らずにさ」

親友との最期のお別れから帰ってきた父は、笑いながら泣いていた。

"ナライちゃん"は父の親友で、"永ちゃん"は矢沢永吉のことだ。ナライちゃんは、チャイムも鳴らさずにデカイ声で歌いながら勝手に我が家に入ってくるような人だった。そのくせ、自分の愛車をこよなく大切にしていて、幼い頃の私が触れようものなら「ちょっと待ったぁあああ！！！」と阻止してくるような人だった。あの人が死ぬなんてこれっぽっちも思わなかった。膵癌だった。

あぁ、人って本当に死ぬんだな。

あの時、そう思った。だけど、本当にナライちゃんはナライちゃんらしく、死ぬと決めたら「そうか」と潔く運命を受け入れたかのように、ポックリあっちの世界に行ってしまった。「ナライちゃん、どうやらヤバいらしい」そう父から聞いたのも束の間、お葬式までの期間はとてもとても短いものだった。罪なやつさ。私の大好きなお父さんを泣かせるなんてさ。時間よ止まれ。幻でかまわない。時間よ、止まれ。生命のめまいの中で。

永ちゃんの歌詞だけが悲しく響く。ナライちゃんはもう戻ってはこない。あの、玄関がいきなりガラッと開く音とともに「君は Funky Monkey Baby！！！　いかれてるよ〜」って大声が聴こえてくることもない。いかれてるのはどっちだよ。だけど本当にお父さんの人生は、ナライちゃんがいてくれて、楽しかったんだろうな。その証拠に「君がいなけりゃ Baby　I'm blue, No no no…」ずっと泣いてるんだもん。

ナライちゃんにはどういうわけか、たぶん家族がいなかった。その点に関して父に詳しく聞いたことはなかったけれど、なんとなく、そうなんだろうなと想像はついた。だけど死ぬ最後まで、さすがとしか言いようがないけれど彼女はいたみたいで、父とその彼女に形見をのこしてくれていた。父には、ナライちゃんが愛してやまなかった車のレプリカを。私にはよくわからなかったけれど、とても高価なものらしかった。死んだ後にお金を残す必要もないからと、彼女と父に、自分の大好きなもの（本当は自分がほしかったものかもしれない）を贈り物にするあたりが、とてもとてもナライちゃんらしかった。それを見ていると、あのやけにデカイ笑い声が今にも聞こえてきそうな気がしたんだ。

あの日、父の泣いている姿を初めてみた。父はきっと私たち家族の大黒柱でいるために、今までだって本当は泣きたいときにでも涙ひとつ見せずに強くいてくれていたんだと思う。大切な人との別れを悲しむ父をみて、私もとても悲しくなった。人は死ぬんだ。そうか、死ぬんだ。そんな時を想像すらしたくないけれど、父も、母も、お姉ちゃんも、そしてもちろん私も、いつか必ず死ぬんだ。嫌だな。そんなの嫌だ。誰も死んでほしくないよ。いなくなるなんて嫌だよ。死はとても怖かった。

＊　＊　＊　＊

だけど、私たち家族は死を遠ざけることをしなかった。ナライちゃんのあのキャラクターがそうさせてくれたのか否かわからないが、私たち家族は、夕ご飯を食べながらとか、テレビを見ながらとか、ふとした時に会話の中で「死ぬ間際にどう生きたいか」の話をするようになった。

お母さんは、この話になるといつも「機械を繋げてまでいきたくない」の一点張りだ。「もしお母さんがそういう場面になったら、何もしないでいかせてね。」本当によくそんなことを口にする。

だから、もし、もしも、お母さんがそうなったら、その時は嫌でも「あぁ、お母さんよくあんなこと言ってたな」って思い出すんだと思う。だけど、それでも、私はもしかしたら、お母さんを生かしてしまうかもしれない。お別れなんて嫌だ。死なないでほしい。人工呼吸器をつけて強心剤も投与して、それから1パーセントでも可能性があるのなら、心臓マッサージすら続けてほしい。そう思ってしまうかもしれない。「これ以上は苦しいだけかと思います」なんて言われたって、嫌だよ嫌だよって、お母さんの死を受け入れられないかもしれない。それが例えお母さんの希望した最後の時の過ごし方じゃないと分かっていても、私がそうしたくてそうしてしまうかもしれない。ねぇ、そしたらお母さんは、悲しむ？　それとも、いつまでも手のかかる子なんだからって、あっちの世界に行くのをもう少しだけ待ってくれるかな。

家族には、もしもの時は薬にもすがる思いで生き続けてほしいと願うのに、私自身は、臓器提供意思表示カードをずっと持っている。それに対して家族は、私と同じような反応をするから困る。「そんなの持っていたって、心臓が止まってなければ絶対に臓器を取り出すことなんてできない」って言うんだ。「ポックリいってしまうのなら宇宙葬にしてほしい」なんて言ったら、それも却下された。「空に行って粉々になったらあっちの世界で会えないじゃん」だってさ。もしも宇宙葬をしたら、誰かに「メメはどこに行ったの？」って言われた時に、「お星さまになった

のよ」って嘘偽りなく言えるのにな。だけど、そうは言っても私は100歳まで生きたいし、今すぐに自分が死ぬ気なんてさらさらないんだから、本当に自分勝手だよね。そんなことは、百も承知だ。

死ぬのも嫌だし、先立たれるのも嫌だ。

もしもの時に判断がつかないのが目に見えてるから嫌だ。深い悲しみが容易に想像ついてしまうから嫌だ。後悔してしまいそうだから嫌だ。誰も死んでほしくないと、願わずにはいられない。

＊　＊　＊　＊

家族と、「もし自分が死んだ時にはこうしてほしい」「いやそうはしたくない」なんて、一向に答えの出ない会話ばかりを繰り返して、歳月が過ぎた。今後も答えがみえる気は全くしない。まるで意味のなさない、他愛のない会話だと思っていた。

だけど、看護師になってから、その意味のない、話し合いとも呼べないほどの「死についての会話」が、その家族にとってどれほど大切なものであるかということを知ることになった。

看護師という仕事をしていると、本当に多くの家族の奥の奥の方までお邪魔することがある。幼い子供と奥さんを遺して最後の言葉も言えずに旅立つことになったお父さん。生死をさまよっている90歳のおばあちゃんの死をどうしても受け入れられずに挿管を懇願して、蘇生したけれど意識は戻らずずっと呼吸器に繋がったままになってしまったその姿を目にして、自分のせいだと、しばらく面会にこれなくなってしまったおじいちゃん。「僕はもう長くないんだよ。僕はもうあっちの世界にいく

よ」と、いろんな人にお別れの電話をかけながら半年も生きたあの人。きっとその半年間で、ご家族の心の準備が少しずつできていたのかな。亡くなった日、死化粧をみて「いい顔してるじゃない」と穏やかに泣きながら笑っていた。

大切な人とのお別れは、いつ訪れるかわからない。正しい答えなんて、その時になってもわからないんだと思うんだよ。答えが出ないうちに悩む暇さえなくお別れとなる時すらあるんだよ。「いつか死ぬ時にはさー」なんてそんなことを重苦しくなく話せるのは、生きているうちだけなんだ。だからこそ、答えを出すための話し合いじゃなくていいから、死ぬことについてを生きているうちに、ああでもないこうでもない言い合う時間が必要なんだ。そんな答えのでない話し合いの末に「まだまだ死にたくないね」なんて笑えるだけでいいんだよ。その時間を共に持てたことが貴重なんだ。

死ぬって思ってないから死の話をしない。死ってなんとなく不吉だし縁起悪いから遠ざけてしまう。そんな人が多いと思う。だけど、死ぬことについてどう思っているのか話すのは、生きているからこそできることだ。そんなふうにして話すことを、人生会議と呼ぶらしい。

今パッと思いつく中で、私の身近にいる人の中でいちばん高齢なのはお父さんのお父さん、つまり私のじいちゃんだ。高齢だから先にいくってわけではないし、誰しもが死と隣り合わせなのは重々承知の上で、それでもこのコロナ禍、在宅酸素をゴロゴロ転がしながら歩くじいちゃんが心配なのは確かだ。お父さんの涙はまだ見たくない。頼むよ、じいちゃん。そうだ、じいちゃんと人生会議をしよう。なんてったってじいちゃんは、私が初めてガラケーを持つよりも先にスマホデビューしていたツワモノだ。当時ガラケーが最先端と思っていた時代に既にスマホを華麗に操っていたじいちゃんは、今でもパソコン2台持ちで将棋のゲームをしている。果たして2台持ちでないといけない意味はわからない。将棋

ゲーム以外に何ができているのかもわからない。だけど、今を楽しそうに生きているじいちゃんと、離れていても会話ができる。じいちゃんと今だからこそできる人生会議をしよう。なんならお父さんも交えて。

そしたらきっと天国から勝手にナライちゃんも参加してくるかもしれないな。そっちの世界が寂しいからって、またいきなりガラッて玄関の扉を勝手に開けて、お父さん迎えにくるようなことだけはしないでよ？まだまだ、見守っていてよ？　こんなことお願いしても、ナライちゃんならきっと

「俺はいいけど、ただ、YAZAWAが何て言うかな？」

そう言って笑うんだろう。
いいよ、神頼みも仏頼みもしないから。話せるうちに話せる人と話すことの大切さを身に染みて知っているからこそ、こうして、たくさんの人に言葉にして伝えるんだ。人生とか命とかって、ようするに、限りあるから大切なんだろ。

大切な人と人生会議をしよう。
死んでほしくなけりゃ、人生会議をしよう。
愛しているなら、人生会議をしよう。

その人の声で、その人の言葉を聞けるうちに。

あと少しの、
母と語り合う時間について

佳作　kei

私には想像力がない。

このままだとどうなるか予測できない。

人の気持ちを慮ることができない。

だから、いつも「そのとき」になって、困惑し慌てふためいて周りの人を傷つけて、こんなはずではなかったと後悔する。石橋を叩いて渡るどころか、渡った後にそこに橋があったことに気づくレベルで先のことが考えられないし、よかれと思って相手のためにしたことは大抵の場合裏目に出るような人間だ。

そんな私には、70代の母の気持ちも分からない。どんなことを考えて生きているのか。できなくなることが確実に増えていくのがどれほど無念なのか。自分がいなくなったあとも続く日常というものを不思議に感じているかどうか。いつか訪れる死について、どのくらいの距離感で日々を過ごしているのか。全く想像ができない。

母は、親として、「子どもを支えることはあっても子どもに支えられるべきではない」という信念の人だったため、子どもに愚痴をこぼしたり、感情的になったりすることが一切なかった。結果的に、私の目からは、いつも正しく、自分の意思を貫いて生きている、強くて誇り高い自信家のように見えていた。思春期の頃は、そういう母に反発をしたりもした。

はじめて母がプライベートな話をしてくれたのは、私が20歳を過ぎて

家を出て、たまに帰省をする、という関係になった頃だっただろうか。子どもの目からは完全に隠されていた、ワンオペで子ども４人を育て上げる中での苦労、父との不和や、金銭的な困難、自分の人生であきらめざるを得なかったことなどを、久々に会うたびに少しずつ、ポロ、ポロ、と口にするようになっていった。とっくに終わった過去の事としてさっぱり語りながらも、その隅に小さく悔恨や愚痴めいた気持ちを込めて見せる母の姿は、私には別人のようで、はじめは受け入れがたかった。

反発の気持ちの底には、当時苦しんでいた母の状況に、まったく気づくことができなかった自分自身への怒りもあったのだと思う。母がひとりで涙をこぼす夜に、幼かったとはいえ、私はのん気にわがままを言いながら自分の事しか考えていなかった。何て愚かで思いやりのない、想像力に欠けた人間だったのだろう、と落ち込んだ。

家の手伝いなんていいから、と言われて、何もしなかった。それが今になって、「お手伝いは、親から頼むものではなく、本当は自分で気づいて申し出てほしかった」などと言われても、どうすることもできないじゃないか。してほしいならしてほしいって言ってほしかった、と抗議すると、どうせ私の育て方が悪かったって言うのでしょ、全部私のせいなんでしょ、と拗ねて泣いた。すぐ喧嘩になった。

母も、恐る恐るの自己開示だったのかもしれない。立ち止まる暇さえなく必死に生き抜いてきて、初めてそのことを振り返ることができた、誰かと共有できた瞬間だったのかもしれない。母はつらかったかもしれないが、そのおかげで私は、何不自由のない暖かく幸福な家庭で育っている、と思うことができた。家族の愛情を一杯に受けて満ち足りた子ども時代を過ごすことができた事実は変わらない。じきに、私の罪悪感と反発心は、当時の思いを語りはじめてくれた母への感謝の気持ちへ変わった。彼女が話さなければ一生誰にも伝わらなかった思いが、こうして手渡され、同じように子育てに迷い、仕事との両立に苦しむ自分の支えに

なった。私のことを、子ども、という扱いから、対等の大人として見て
くれるようになったのかな、という喜びもあった。

私にとっても、彼女は、「お母さん」から少しずつ「もとこさん」とい
う一人の女性に変わっていった。彼女自身の子ども時代の思い出、祖父
母や親族との関係、父とのなれそめ（小説のような劇的な駆け落ちだったら
しい）、山あり谷ありな子育て、様々な自分語りをしてもらうたびに、
もとこさんの割合は増えていって、今は、3割お母さん、7割もとこさん、
という感じだ。もとこさんは、破天荒で天然で、たまに拗ねて面倒くさ
く、自分がいいと思うことに一途で、人情に厚く、時に強がりで、不安
な時ほど天の邪鬼なことを言い、私と本の趣味が合う（人生で最初に本の
素晴らしさを教えてくれたのは彼女なのだから当たり前ではある）、弱さも自己
矛盾も普通に抱え込んだ、とても愛らしい素敵な人だ。

我が家で何度も笑い合うエピソードがある。幼い兄と姉を抱えて、車が
なくワンオペ育児だった当時、子どもを預ける先もなく、買い物ひとつ
行くにも困ったそうだ。そこで思いついたのが、自身のママチャリにま
だ運転もおぼつかない兄の補助輪付自転車を縄で結び付け、無理やり買
い物に行くという危険すぎる方法。帰りはその幼児自転車の前かごに軽
いからいいだろうとトイレットペーパーを乗せたために、兄は「お母さ
ん前が見えない！」と叫んだという落ちがある。

こうやって、苦労話を笑い飛ばす（実際に、やってきたことが面白おかしすぎ
るのだが）もとこさんに、今の気持ちを聞くと、すぐにはぐらかされて
しまう。70代のおばあちゃんの気持ちは、あなたになんて言っても想像
もつかないわよ、だって私もそうだったもの、と笑って終わり。思えば、
想像力のない私でもなんとか受け入れられるようにと、いつも私の年齢
に合わせた思い出話をしてくれていた。20代の私には自身の20代の思
いを。30代の私には30代にした苦労話を。一度通ってきた道を後から
歩く私に、昔の自分を重ねて見ているのかもしれない。聞かせてもらう

私も、同感したり、時代が違うよと言ってみたり、とても楽しい。でも
それではいろいろと間に合わないかもしれない。

もしこれまでの日常生活が送れないような怪我や病気になったら？
突然倒れて意思表示ができないことになったら？　「そのとき」になっ
たら話し合うことなんてできないのでは？　病と闘っているま最中に、
亡くなる時の話なんてできないのでは？

私は想像ができない。痛みに苦しむ母の姿も、意思疎通が図れないまま
大嫌いな病院で処置されるがままになる展開も、母が死んでいなくなっ
た後の世界も。死は太古の昔から変わらず、この世で唯一誰にでも平等
に訪れる、最もポピュラーな出来事であるはずなのに、健康で穏やかに
過ごす母を前にしている今の私にはまだそれが分からない。想像してお
かないと後で困る、母を苦しめてしまうことになる、そんなに先の話で
はないかもしれない、今考えておくべきなんだ、何度自分に言い聞かせ
ても、全然分からない。多分、分かりたくないから分からない。

仕方がない。私には想像力が備わっていないのだから。想像はできない。
だからこれからもたくさんおしゃべりをしよう。この先彼女と一緒に過
ごすすべての時間で、彼女の事を知ろう。聞いて聞いて聞きまくろう。
あなたはどんな人なの？　いつも何を考えているの？　この先どういう
風に考えが変わると思う？　痛いのは嫌だと言っていたけど、治るんだ
ったらどうする？　はぐらかされたら、はぐらかしたその時の、言葉と
声色と表情を覚えていよう。

いつか、こんな話をしてくれたことがある。
「しきさん（彼女の母）と、もっと話をすればよかったと思うんだ。あ
の人が何を考えていたのか、結局あまり聞けなかったから。今、あの時
見ていたしきさんの年齢に自分がなってみて、ああ、この頃何を考えて
いたのかなってすごく思うんだよ。きっとその時聞いても分からなかっ

たと思うけど、それでも聞いておけばよかったなって」
「でもね、実は少し分かる気もするんだ。きっとあの人の事だから、こんなふうに思っていたんじゃないか、とかね。私も今同じように感じているよとか。話はしなかったけど、なんだかやっぱり、親子だからかな、今でも繋がっている感じがあるの。変な話してるでしょ？　あなたにはまだまだ全然分からないと思うけど」

分かったよ。分からないけど。きっと私も70代でそう思うんだね。だから分からないなりにたくさん聞くね。覚えておくね。

そうして、私の中の「お母さん」が5％くらいになって、あとは全部もとこさん、くらいになったら、お別れの時にも、彼女をひとりの人として尊重し、彼女の意思をしっかり通してあげられる気がする。返事をしてくれなくなった後、私の中のもとこさんに、ねえ、あなたはどうしたい？　と聞いたら、笑って答えをくれる、そんな未来を想像してみる。やっぱりまだうまく想像できないけれど、そうなったらいいなと思う。

いつかのさようならに

応援エッセイ　浅生 鴨

　お昼どきになって、そういえば最近、何となく麻婆豆腐を食べたかったんだよなあ、なんてことを思い出し、ふらりと近所の中華料理店に出かけた。

　店の前に置かれた商品サンプルの麻婆豆腐に目をやり「うん、これだな」と店内に入って椅子に座ると「イラシャイマセ」と中国語訛りの店員がテーブルにコップと水差しを置いてくれる。氷の入った水差しには水滴がたくさんついていた。冬だから氷は入れなくてもいいんじゃないかと思いつつ、僕は黙ってコップに水を注ぎ、マスクをずらす。隣のテーブルでは親子連れが揃って楽しそうにチャーハンを食べていた。

　冷たい水をひと口飲んでからマスクをつけ直し、ラミネート加工されたメニューのぞき込んだ。小さな写真がずらりと並んだ横には料理名と番号が載っている。この店には日本語が苦手な店員も多いので、まちがえないように番号で頼むのだ。

　僕は躊躇うことなくメニューのひとつを指さした。

「これを、六番を」

「ロクバン、レバニライタメネ」

「はい」

　店員が厨房に向かって大きな声を上げる。中国語なので何と言ったのかはわからないが、とにかくレバニラ炒めが注文されたはずだった。

　そうなのだ。麻婆豆腐を食べようと店に入ったのに、僕はレバニラ炒めを頼んでいた。まちがいなく麻婆豆腐が食べたかったし、メニューをのぞき込んだときもちゃんと麻婆豆腐の写真と番号を確認している。そ

れなのに、なぜか最後の最後で僕はレバニラ炒めを頼んでいたのだ。どうしてそうなったのかは、自分でもわからない。しかも、頼んだ瞬間に「あ、やっぱり麻婆豆腐にすればよかった」と思ったのだ。

　何かを決めるとき、僕は最後の瞬間になるまで、自分自身が本当は何を求めているのか、何を選ぶのかがわからない。さんざん考えて、いろいろと準備をして、もうこれでまちがいないだろうと決めて、それなのに最後の瞬間に、それまで考えてもいなかった選択をし、そうして後悔する。

　自分が何を選ぶのかは、その場になってみないとわからないし、きっと何を選んでも僕は必ず後悔するのだろう。だから後悔することを前提にものごとを選ぶほかないと思っている。

　まして自分の死に際についての話であれば、たとえ、あらかじめ何かを決めていても、きっと最後の瞬間に、ああ、やっぱりちがったぞと思うに決まっている。それでも僕は自分の死についてどう考えているのかを、誰かに伝えておくことは大切だと思う。

　たぶんそれは、僕のためじゃない。

　かつて僕は大きな交通事故に遭い、死の一歩手前を体験したことがある。そのときに僕は、ああ、今はまだ死にたくない、まだ死ねないと心の底で強く願った。命を失うことを恐れたのではなく、ただ、家族に何も伝えないまま死ぬのはいやだと思ったのだ。死ぬことは受け入れるけれど、ちゃんと家族に会って、きちんと話して、しっかり謝ってから死にたいと思ったのだ。

　医療関係者と家族の尽力と幸運のおかげで、僕は一命を取り留めることができたけれども、もしも、あのまま命を失っていたら、家族はどんな思いをしたのだろうかと考えることがある。そして、それ以上に、まったく意思の疎通が図れない状態になっていたら、家族はいったいどう対応したのだろうかと、ときおり考える。そうして、なんだか申しわけ

ない気持ちになる。

　死がとつぜん近づいたとき、そして僕が自分で死に方を選択できなく
なったとき、けっきょくのところ、最後に何かを決めなければならない
のは家族や医療関係者だ。

　だから僕が、自分はどう死にたいかを話すのは、僕のためじゃない。

　万が一のときに、僕の死に方を託す家族や医療関係者の負担を減らす
ために話すのだ。もちろん、そのときになってみないと何が正解かは誰
にもわからないし、たぶんどんな道を選んでも多少は後悔することに違
いはない。きっと僕だって、ああ、やっぱりそうじゃなかったと後悔す
るだろう。なにせ麻婆豆腐とレバニラ炒めでさえギリギリまで選べない
のだから、それはもうまちがいない。

　自分の死に方を自分で選べるのは理想だけれども、いつも自分で選べ
るとは限らない。だったら、死ぬ僕ではなく、あとに遺る家族ができる
だけ楽な気持ちでいて欲しい。「この人はどう考えるだろうか」「いった
いどう言うだろうか」を家族の想像に任せるのではなく「あのとき、あ
あ言っていたから」「いつも、こうして欲しいと言っていたから」と明
確にしておけば、少なくとも負担は減るだろう。その上で、あとは家族
の気が済むようにしてくれたらそれでいい。

　自分の死に方について、前もって家族と話しておくことを「人生会
議」と呼ぶらしい。日常の中でなんとなく「ああしたいな」「こうした
いな」と話すのもいいけれど、僕は「さあそれでは、ただいまから人生
会議を始めます」という時間を持ってもいいんじゃないだろうかと思っ
ている。わざと大袈裟に、芝居がかって、笑い話なんかも交えながら、
それでも真剣に話した時間は、いずれ必ず役に立つことになる。

　レバニラ炒めを食べ終わると、あっというまに空になった皿を店員が
持ち去った。食後の余韻など味わっている暇もなく、なんだか追い立て
られるように伝票がテーブルの上に置かれる。
「ごちそうさま」
　僕は会計を済ませて店を出た。

「アリガトゴザイマシタ」

　閉まりかける扉の隙間から店員の声が僕の背中に届いた。やっぱり麻婆豆腐にすればよかった、なんて今更ながらの後悔をしながら僕は歩き始める。

　僕たちは、最期の瞬間に「ありがとう」や「さようなら」を伝えられないかもしれない。「ごめんね」と謝ることができないかもしれない。そのときの、本当の気持ちは伝えられないかもしれない。

　でも、だからこそ僕たちには「人生会議」が必要なのだ。それは、誰もがいつか伝えることになるはずの「さようなら」に代わるのだから。

応援エッセイ　幡野 広志

正月に財布を新しく買い替えた。いつも使っている財布の色違いをアマゾンでアマったんだけど、ご丁寧に前回の購入日を教えてくれる。前回は3年前に購入したらしい。古い財布からカード類を取り出して、新しい財布のおなじ場所へ移動する。

まだ新品なので革が硬く、全てのカードを移動するのは難しい。使用頻度の低いナナコカードは一軍落ちとなった。カードだけでなく、よく財布を無くすのでカードタイプのGPSやドラえもんの絆創膏なんかも移動する。

さて、ボロボロになった2錠の薬はどうしよう…。トラムセットという痛み止めの薬だ。ボロボロで表面がすこし変色しているし、まったく飲む気にはなれない。それでも一軍落ちせずに新しい財布に移動した。これはお守りみたいなものだ。

トラムセットを一日に8錠、他にもいくつかの鎮痛薬を組み合わせて、骨に腫瘍があった痛みがひどい時期を乗り切った。もう3年前のことだ。

放射線で骨の腫瘍を治療してから、鎮痛薬は飲んでいない。それでも毎朝15錠ぐらいの薬を服用している、月に一度は病院で抗がん剤の点滴もしている。朝早くから病院にいって、病院をでる頃にはすっかり暗くなっている。それでも生きていられるのだから、悪い話ではなくありが

たい話だ。

病気になって体調面ではいろいろな変化があった。たとえば体重は20kgほど増加した。シックスパックだったお腹は、やわらかめなワンパックになった。「好きなものを好きなだけ食べているから」と体重の増加を誤魔化していたけど、本当のことをいってしまえば薬の副作用だ。

副作用なんて人それぞれだ。副作用の一つに便秘もあって下剤を処方されたけど、一度も便秘になったことがない。むしろお腹と一緒でやわらかめだ。本当に人それぞれだ。

本音をいえば治療のことや体調のことや、副作用のことはあまりいいたくない。抗がん剤の治療が怖いものっておもわれても困るし、治療や副作用のことをいうと、インチキ治療が誰かの善意と手をつないでやってくる。それに健康な人にとっては薬のことや治療の話なんか退屈なものだ。

体重が増加したことで、血圧もぐんぐん上昇した。『愛の不時着』を見ながら計測したら170までいった。『愛の不時着』が原因だけど、血圧を下げる薬の服用をはじめたので、また薬の量が増える。温かい部屋で立ち上がろうとすると今度は低血圧でフラフラとする。体重とは関係なく血栓ができやすく、血をサラサラにする薬も服用している。料理中に指を切ったりすると、サラサラの血がなかなか止まらない。

体重が増えると、看護師さんが点滴の針を入れるときに苦戦をする。デブの腕は血管を探すのが大変なのだ。そして体重に応じて抗がん剤の量が変わるので、薬価代も上がる。看護師さんに苦戦を強いて医療費は上がって、デブは百害あって一利ぐらいしかない。太ってわかったけどデブは寒さにめっぽう強い、暑さにはめっぽう弱いけど。

ライザップみたいなジムに通って痩せようかとおもったけど、骨が脆くなっていて骨折のリスクがあり医師からは止められた。じゃあ水泳でもやろうかとおもえば、今度は感染症のリスクがある。頭を悩ませながら、美味しいものばかり食べてしまう。

点滴をすれば写真のようなアザになり、2週間ぐらい消えない。月に一度の点滴なので月の半分はアザがあるようになる。たぶんもう血管はボロボロだ、よく頑張ってくれた。それでも生きているので、ありがたいものだ。

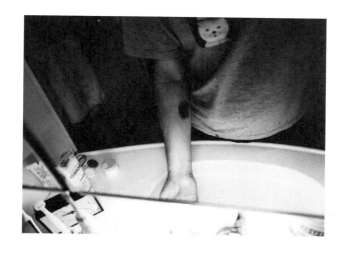

ちなみにTシャツの動物はネコじゃなくて、ウサギだ。胸ポケットなのこれ。

病気になってから国内も海外にもいろんなところに出かけた。飛行機には100回ぐらい乗ったかもしれない。新幹線もフェリーも漁船もヘリコプターにも乗った。たくさんいろんなところに旅へいった。たぶん一般的に簡単にはいけないような場所にもいった。

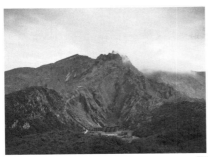

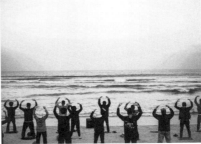

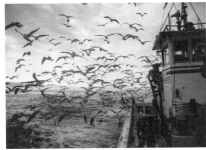

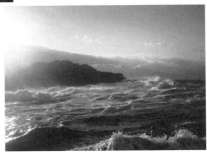

病気になったおおくの人が旅行にいきたいと願う。だけど現実的にそれを叶えている人はおそらく少数だ。もしも渡航先で何かあったら…という不安で周囲の人が止めてしまう。

幸いなことにぼくの周りには、ぼくを止める人はいない。医療者も家族も友人も誰も止めない。どんどんいきなよと、背中を押してくれる。ぼくは病気になってから旅が好きになった、ポッと出の旅好きというわけじゃなく、もともと旅が好きだったのだ。旅こそが人生を豊かにしてくれるとおもっている。

周囲の人がそれをやんわりと理解をしてくれるから、きっと誰も止めないのだ。旅がきっかけで感染症になろうが、それで死んでしまっても、死にたくはないけどべつに悪いことでもない。こうやってnoteに書くことで、また周囲の人が理解をしてくれる。

人には命とおなじぐらいか、もしかしたら命よりも大切なものがある。もちろんそれは人それぞれだけど、自分の人生で何を大切にして生きているかということだ。ぼくにとって人生で大切なことは、自由であることだ。旅にいける自由、好きなものを食べる自由、好きな人と会う自由だ。

コロナ禍になって自由が制限され苦しむ人は多いかもしれない、コロナ以前の何十年も前から、きっとがん患者は自由を制限されていたのだ。もちろん病状によって自由はだんだんと削がれていく、ぼくだって高血圧で減塩してる。

まだ削がなくていい自由を、周囲の人の不安や心配を理由に削ぐべきじゃない。病人は周囲の人を安心させるために存在しているわけじゃない。ぼくは自由に好きなことをしているけど、好きなことが周囲によってできない病人の話はよく聞く。

病気になって知ったことだけど、ぼくは3分前にはじめてあった人でも、緊張も人見知りもせずに会話をできるという性格の持ち主だった。老若男女、病人だろうと健康だろうと、国籍もマイノリティも関係なく会話ができる。わりと誰とでも仲良くなれるタイプだった、知らんかった。

病気になってからいろんな人とあった。ぼくは人の話を聞くのが好きだ。映画や本を読むときとおなじように、ワクワクした気持ちになる。知らないことを知ったり、思考がより深まったり、全く違う視点が見えたり、励まされたりもする。会話するとそれだけで世界が広がる。

写真家っぽいことをいってしまうけど、ぼくはサヨナラをするときに写真を撮ることがおおい。なぜなら人は笑顔でバイバイをするからだ。その人と仲が良ければなおさらだ。

もちろんそのうちまた会えるから、別れ際が笑顔でバイバイなのかもしれない。もしもそこで一生の別れが決まっていたら、涙のバイバイになってしまうのかもしれない。

だけど、ぼくは死に際のバイバイも笑顔でいいのではないかとおもってしまう。きっとこれはぼくが死ぬ側の人間だからそうのんきにおもうのだ。生きる側はそうじゃないだろう。

いままでに何人も病気で友人が亡くなってしまった。とても辛く、悲しくていまでも泣いてしまう。病人は生きているうちは病気ならではの苦悩があるが、周囲の人は病人が亡くなった後に苦悩を感じる。

関係性が深い家族や恋人や親友であれば、喪失感はとても大きいだろう。だからぼくは仲良くなった人に、なんともいえない居心地の悪さをすこし感じてしまう。悲しいおもいをさせてしまうのではないか、そう感じてしまう。

でもそのときのためにも、自由に生きて好きなことをして、こちらは笑顔でバイバイをしたい。きっとその事実が生きる人の悲しみをすこしでも和らげてくれる。好きな旅をしてそこで知り合った人と、好きなものを食べながら会話をして、その人のしあわせにふれる人生は最高にたのしい。

だから周囲の人が不安と心配ということを理由に、病人に好きなことをさせないのは感情の悪循環だ。誰得なんだそれ？ という感じがする。きっとこれは話し合いができていないことが要因の一つだ。

人生会議というものがある。死の間際で延命治療をするのかどうなのか？ の二択が注目されがちで、重苦しくてあまり認知もすすまない。このコロナ禍で基礎疾患ありの人で、人生会議してる人ってどれくらいいるんだろ。

ぼくは健康なときから旅をして、好きなものを食べて、たくさんの人に会うことが好きだった。病気になっても健康なときとおなじように、好きなことをしているだけだ。さらっといってるけど、結構困難なことだとおもう。

でもそれができているのは、自分が人生で大切にしていることをまずは考えて、それを自分が意識を失ったときに命の判断を託す人と、会話をして積み重ねることからはじめた。じつはそんなに難しいことじゃない。

さて今年こそは痩せて、まずはツーパックを目指そう。こっちのほうがとても困難だ。

（P.155〜156　撮影：幡野 広志）

ACP に役立つ
ツールやイベント

生と老と病と死ワークショップ

西 智弘

　人が生きて、老いて、病を得て死に至る。そのプロセスと、そのとき
に起きる感情について誰かと話し合ったりする機会は、日常の中ではほ
とんどありません。

　では、その生老病死のプロセスを疑似体験してみるワークショップが
あったら？　ということで、私たち一般社団法人プラスケアで『生と老
と病と死のワークショップ』という体験型企画を作ってみました。名前
だけ聞くと、「なんか怖そう」「宗教なんじゃない？」と思われるかもし
れませんが実際には、話して、笑って、ちょっとだけ涙する、怖くはな
いけど感情が大きく揺さぶられる体験ができる内容です。そのねらいや
取り組みの実際、そして実際にどのような流れで行っているかについて
お伝えします。

ワークショップの実際

　生と老と病と死のワークショップは元々、医師や看護師といった「人
の生死を看る専門職」のために作られたプログラムを、誰でも参加でき
るようにアレンジしたものです。

　生老病死の疑似体験から、自分の価値観を見つめていこうという試み
ですが、ここに「正しい答え」はありません。私はナビゲーターとして、
私なりの考えや参加者の皆さんが考えるヒントを提供しますが、私が言
っていることは私の価値観ですし、それが皆さんと違うのは当たり前で
す。そして、途中に何度かグループ内で対話をする時間があるのですが、

そのメンバー個々での価値観が異なるのも当然で、その異なる価値観が出会うことで、新たな価値観を得ようというのが、このワークショップの醍醐味です。

　まず、会場に３〜４人一組となって座ってもらいます **(図6)**。

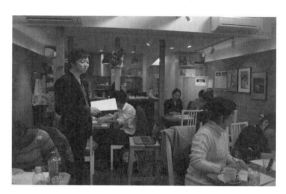

図6　ワークショップの実際。３〜４人一組になって座ってもらう

　普段、話慣れていない人同士の方が良いことが多いようです。そして前述した、このワークショップの狙いをナビゲーター（私）からお話したのち、各グループでの自己紹介に移ってもらうのですが、ここで注意点をお伝えします。

「これからのワークショップで、個人個人の内面を見つめるという作業がしんどい、と感じられる場合もあるでしょう。もし、体調が悪くなった場合は、中座して休んでもらっても結構です」

「また、先ほどもお話したように、今日のワークショップの中では、皆さんに自分の考えをグループの中で言葉にしてもらう、という時間が何度かあります。そのときに大切なことは、相手の話を遮ったり、否定したりしないことです。むしろ、自分の考えと違う意見が出たときはチャンスです。『なんでそういう考えになったのかな』と考えるきっかけに

してみてください。

　もう一つは、自分一人が話しすぎないこと、です。今日は、それぞれの参加者が平等に話す権利があります。4人の1グループなので、例えばグループで15分間お話する時間、となったときに、一人当たりの時間は4分弱になります。

　そして最後に、今日この場で話したことは、会場の外には決して持ち出さないことを守ってください。ワークショップの内容全体のことは話して構いませんが、『○○さんはこんなことを話していたよ』という個人の発言はこの場限りのものとする、というルールを必ず守ってください」

　安心安全な場所を作るために、このようなルールを最初にアナウンスすることが大事です。

Introduction：人生の時計

　ワークショップの最初で、参加者に取り組んでいただくのは、「あなたの人生の時間は？」というワークです。これは「平均寿命80歳として……あなたの人生の時計は？」という質問をして、自分が今、人生において何時にいるのかということを可視化してもらいます（**表3**）。

表3　人生の時計

0歳	＝	0時
10歳	＝	3時
20歳	＝	6時
30歳	＝	9時
40歳	＝	12時
50歳	＝	15時
60歳	＝	18時
70歳	＝	20時
80歳	＝	24時

※さらに＋1年で18分経過

例えば、37歳の方であれば、**表3**を参考に、「30歳＝9時」に「7歳分×18＝126分」をプラスするので、11時6分となります。午前中の仕事がピークになり、昼ご飯に向けてそろそろ準備を始めようか、という時間でしょうか。参加者の中にはまだ朝で目が覚めたばかり、という方もいらっしゃるかもしれませんし、昼ご飯を食べ終わって、午後からの仕事に取りかかるための準備を始めようという方もいるでしょう。また、そろそろ眠るための準備を始めようか、という方もいるかもしれません。普段、「自分が何歳か」ということはあまり意識することはないかもしれませんが、こうして人の一生を一日に置き換えてみると、ちょっと視点が変わって、これまで過ごしてきた時間と、これから残っている時間を意識できるのではないでしょうか。

病の体験：喪失体験ゲーム

　Introductionを踏まえて、次は「病の体験」に進みます。ここでは、各参加者に7枚のカードを配ります。名刺用の白紙などが良いでしょう。そして参加者には、そのうちの6枚に「家族」「お金」「生きがい」「役割」「友達」「その他」の文字を、心を込めて書いてもらいます（内容を書いてもらうのではない）。ただし「その他」だけは、その他で「あなたにとってたいせつなもの（無ければ白紙でも可）」を考えて、これだけは思い浮かんだものの名前を書いてもらいます（**図7**）。

　そして全部書き終わったら、そのカードを裏返してシャッフルし、机の上に1枚ずつ置いてもらいます。

「では、これから『病』の体験をしていきます。あなたはある日、病気によってカードに書かれていたものを、1か月以内にひとつずつ失うことがわかりました。ナビゲーターである私とジャンケンして負け、またはあいこの場合に、一枚ずつランダムにめくりその紙を破ってください」

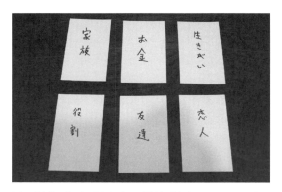

図7 「家族」「お金」「生きがい」「役割」「友達」をそのままの字で心を込めて書く。「その他」は今回「恋人」を例に。恋人と家族は別、という状況

と言って、会場の参加者とナビゲーターで一斉にジャンケンをします。これを4回実施すると、全勝の人は6枚残りますし、1回も勝てなかった人は残り2枚まで減ってしまいます（**図8**）。

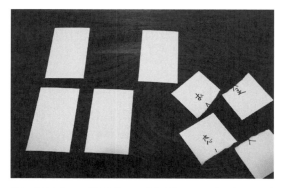

図8 負けとあいこが1回ずつで、2枚を破ることになった。この方は「お金」と「恋人」を破らせられている。病によってお金を失い、そして恋人も去っていった…という状況

「それでは、残った全てのカードを表にしてください。さて、今回皆さんは私とのジャンケンによって、自分が大切にしているものをひとつひ

とつ捨てさせられました。このように、突然、何の前触れもなく皆さんの大切にしているものを理不尽に奪っていくのが『病』です。では、今失ったカードと、残されたカードをみて、『具体的に、それらが失われるとどういったことが困りそうか』、『今から1か月間で何かできることや、しておかなければならないことはないでしょうか』。少し時間をとりますので、まずは個人ワークです。ご自身でこれらについて少し考えてみてください。その後に、グループ内で失ったカードと残ったカードを見せて、自分が考えたことをグループ内で共有してください」

と説明して、個人ワークの時間をとったあとにグループディスカッションをしてもらいます。

　ちなみに、この「喪失体験ゲーム」は、あまり重苦しい雰囲気の中で行ってしまうと精神的負担が大きい場合がありますので、何かの機会にこのゲームを取り入れる方は先述した「途中離脱可」のルールを改めて確認することや、参加者の表情に目を配ることを忘れないようにしてください。

　そしてディスカッションがある程度盛り上がったところでナビゲーターから次の説明をします。

「いかがでしたでしょうか。このように病気によって、人によってはほとんど何も失わない、という方もいれば、自分が大切に思っていたものを思いもかけず失ってしまう方もいます。しかし、病気によって何かを失うということは、マイナスなことしかないのでしょうか？　そのマイナスを抱えたまま、人生を生きていかなければならないのでしょうか。それについては、また後ほど触れたいと思います」

　そして、この「病の体験」を踏まえて、ワークショップは「老」の体験に進みます。

老の体験：喪失体験ゲーム2

　この「老の体験」では先ほどのゲームで使った紙をもう一度利用します。参加者によって2〜6枚の残りがあるはずです。またそれ以外に、先ほど使わないで白紙で残しておいたカードが1枚あります。その白紙のカードに、先ほど失われてしまったカードから、復活させたいものを一つだけ選んで、もう一度その名前を書いてもらいます（ジャンケンで全て勝った方には待ってもらう）。この3〜6枚のカードを使って、次は「老」の体験をしてもらいます。

　若い時は、最初に書いてあった6つをメンテナンスするだけの気力があります。しかし、年を取ると気力や体力が衰え、その全てをメンテナンスし続けることはできないようになります。なんとか、全てを維持しようと均等に労力を注いでいても、若い時と同じようにはメンテナンスできません。その結果「少し疎遠な家族」「その日暮らしのお金」「ささやかな生きがい」「縮小された役割」「減ってしまった友達」になってしまう恐れがあります。でも、たくさんの労力をかければまた増やすことができるかもしれません。

　ここまで説明して、参加者にワークをしてもらいます。6枚に注いでいた労力を「6ポイント」と換算した場合に、年を取ってからかけられる労力は「3ポイント」に減ってしまいます、というルールを設定します。では、その3ポイントの労力を、どの資源をメンテナンスするのに振り分けますか？　というのがこの「老の体験」のワークです。つまり、手持ちの3ポイントを3枚（例えばお金、友人、家族）に均等に振り分けてもよし、4枚手元に残っていたとしても2枚を選んで2：1に振り分けてもよし、1枚だけを選んで、それに1点集中させるのもよしです。選ばなかったカードは破棄してもらいます。そして、「どのようにポイントを振り分けたか」、「どうしてそうしようと思ったか」について考えてもらい、その内容についてグループ内でディスカッションしてもらいます（図9）。

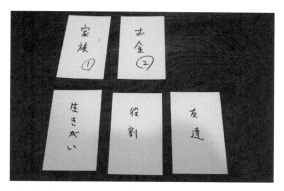

図9 破られたカードのうち、「恋人」ではなく「お金」を復活。そしてポイントを「お金：2」、「家族：1」に振り分けている。なぜお金と家族を選んで2：1の重みづけをしたのか、またなぜ他のカードを選ばなかったのか、について考えてもらい、その理由をグループ内でシェアして他のメンバーとの差異をディスカッションしてもらう

　十分に話し合ってもらったところで、ナビゲーターから解説をしていきます。

「先ほどの『病の体験』と、今回の違いは何でしょうか。『病』は先ほど、『ある時突然に現れて、皆さんの大切にしているものを理不尽に奪っていくかもしれない』という話をしましたが、『老』は必ず訪れるということがわかっています。そしてこの瞬間も、皆さんは確実に老いています。それは、わかっていることです。それに対してどうしていくかは自分で選び取ることができるということです。実際に、多くのお年寄りが、今皆さんに体験してもらったように、自分にとって大切なものを残された気力体力の範疇で無意識に選び取っていくことが研究で明らかになっています。それは若い方から見れば、世界を縮めていく作業に見え、とても消極的な行動に感じられるかもしれません。しかし、気力や体力が限られてきたことを感じたお年寄りは、自ら世界を縮小することで、自分が本当に大切にしたいものへ気力と体力を温存し、集中させようとします。それは決して消極的な行動ではなく、むしろ大切なものを守りたいという積極的な行動の結果なのです」

生と死の体験

　そして最後に「生と死」についての話をしていくわけですが、このワークはナビゲーターからの語りが多いので、その部分を台本から引用します。

「これからもずーっと生きて、年老いていき、病を得、その先に『死』があるわけなんですけれども、実は『死』を知るためにできることというのはひとつしかないんです。なんだと思いますか？」

「それを知るために、少し昔話を見てみましょう。昔、お釈迦さまは弟子のひとりにこう尋ねられました。『お釈迦様、死後の世界はどのようになっているのでしょうか』。しかし、その質問に対してお釈迦さまは微笑むだけで何も答えませんでした。もうひとつ、儒教の祖である孔子と弟子との問答ではどうでしょう。これまた、弟子の一人が孔子に尋ねました。

『孔子さま、私はご先祖様の霊に一生懸命尽くしたいと思っています。どうすれば、ご先祖様の霊に尽くしたことになるのでしょうか』それに対し孔子は『まだ十分に生きている人に尽くす方法もしらないのに、どうして亡くなった方の霊に尽くす方法がわかるものか』と答えます。そして弟子は『孔子さま、では死とは何でしょうか』とさらに尋ねると、『まだ十分に生きてもいないのに、死のことがわかるはずがないではないか』と答えたのです。わかりましたでしょうか？　つまり、死が何かということを知るためには、とにかく今を生きていくしかないということなのです」

「私はこのように例えます。人生は、絵柄のわからないジグソーパズルを組み立てているようなものです。1日に1枚、生きている間ずっとパズルを組み立てていきます。そのピースの中には『病』もあるし『老』も

あります。そして、最後の1ピースをはめる穴…それが『死』です。その形も、その絵柄も、最後の1ピースになるまで見ることはできません。途中で、パズルを組み立てるのを止めても、見ることはできません。だとしたら、その1ピースを見るために今できることは、病も老も含めて与えられた時間を生きていくということではないかと私は考えますがいかがでしょうか」

　もし読者の皆さんがワークをする場合は、この部分は様々にアレンジしてよいかと思います。これは私自身の語りを前提としていますが、他の人が行う場合には自分の言葉でないことを語っても伝えることは困難なためです。

　そして、この説明をした後に最後のワークです。

「皆さんは今日『人生の時計』を見て、これから失われていく可能性のあるもの、これから選び取っていく必要があるものを体験しました。そして最後に、死とは生と切り離すことはできず、死を見るために1日1日を生き切っていくということ、そしてその最後の時まで人は希望を生み出しえる存在である、ということを知りました。では、今日の体験を経て明日からしたいこと、する必要があること、とは何だろうと感じましたか？　ワークシートに記入してみてください。そして書き終わりましたらその内容をグループでシェアしてください」

　そして、ある程度議論が盛り上がったところで締め、最後のまとめをしてワークショップはお終いです（図10）。

終わりに

　今回ご紹介したワークショップの流れは一部省略した部分などがありますが、全体として120分ほどで行います。

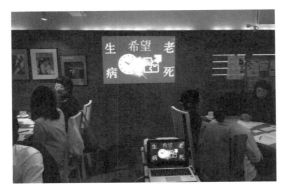

図10 ワークショップ最後のディスカッションの様子

　これまで参加した方々から頂いた感想としては、

「皆さんとのディスカッションで豊かになれた」
「対話により感情が揺らぎ、とても温かい気持ちになれた」
「グループ内で自分の考えの無意識的な部分を指摘されてハッとした」

といった内容がありました。このワークショップは、参加するごとにそ
のテーブルに座った方々との関係性で、得られるものが変わっていきま
す。私は、これは単なるワークショップではなく、アートと考えており、
こういった、人との関係性から作られるアートのことをリレーショナル
アートと呼びますが、このワークショップで得られるものはまさに、自
分にひとつだけの作品といえます。

　このワークショップをそのまま実施するのは難しいかもしれませんが、
一部でも取り入れていただき何かのお役に立てていただければ幸いです。

2

最後の晩餐練習帖

西 智弘

最後の晩餐練習帖とは

「最後の晩餐練習帖」をご存知でしょうか。名前だけは聞いたことがありますか。それとも初耳ですか。

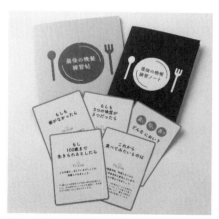

図11 最後の晩餐練習帖、練習ノート、もしもカード
（撮影 studio-L）

最後の晩餐練習帖は、まず、「もし、明日が最後の晩餐だとしたら、あなたは何を食べたいですか？」という質問から、人生の終末期の生活を思い描きます。そして、その「最後の晩餐」を望み通りにするためには、どうすればいいか？　を考えるためのツール（練習帖）のことです**（図11）**。

この練習帖は、「食べる料理」という項目からはじまり、「開催する場所」「呼ぶ人」「こだわりポイント」「理想の最後の晩餐シーンを描いてみる」の項目があり、そして、その「理想の最後の晩餐シーンを描いてみる」という項目の下に、実際に絵を描くためのスペースが設けられています。この項目を一つ一つ埋めていけば、人生の終末期に、どのように生活して、どんな人と出会って、どういう最期を迎えたいのか……、一つ一つ考えていくヒントになります。これは、エンディングノートと似たような内容を含んでいるかもしれません。しかし、「エンディングノートを書きましょう」と言われたら、多くの人は抵抗を感じるかもしれません。しかし、「もし選べるとしたら、人生の最後に食べたいものってある？」という質問ならば、それほど抵抗なく答えられるのではないでしょうか。そして、「どうして、その○○が食べたいと思ったの？」「それは誰と、どんな場所で食べたいと思ったの？」と、話題を広げていくことで、自分や家族、友人などが大切にしている価値観に迫れるかもしれません。

最後の晩餐練習帖ができあがるまで

　この「最後の晩餐練習帖」は、2018 年 8 月から開催された、コミュニティデザインを手掛ける studio-L 中心の「これからの介護・福祉の仕事を考えるデザインスクール」で生まれました。介護・福祉の現場、その未来に、より多くの人に参加してもらいたいという思いからスタートしたこのデザインスクールには、介護福祉士や看護師など医療福祉系の方だけではなく、大学生や農家、エンジニアやデザイナーなど多様な方々が参加しました。厚生労働省の補助事業でもあったため、北海道から九州まで、全国 8 ブロックで 7 か月かけて開催されました。

　このデザインスクールは、参加者が自ら目標を設定し、デザイン思考に基づいて、現地調査やアイデアの創出を行っていきました。そのとき、「未来にあってほしい介護・福祉のサービス」をテーマに、心を揺さぶ

られる大胆なアイデアが67個も生まれました。そのうちの一つが、この「最後の晩餐練習帖」です。最終的に、ここで生まれたアイデアは、2019年3月に東京の千代田で開催された『おいおい老い展』で公開されました。

　今回、この「最後の晩餐練習帖」を作成したメンバーのうち、泉山有希子さんと濱田郷子さんにお話を伺いました。

西：「最後の晩餐練習帖」を思いついた経緯を教えてください。

泉山・濱田：最初は食を通じて何かアイデアを考えたい、というところから始まりました。いろいろと紆余曲折があったのですが、メンバーが実際に介護の現場にいない者が多かったので、介護施設内で何かをするというより、身近な人と使える食のツールを考えていこうとアイデアを出していきました。その中で『食のエンディングノート』という話題が出て、studio-Lの山崎 亮さんの『最後の晩餐を話し合う練習帖みたいなものね』というアドバイスも踏まえ、企画しました。

西：この「最後の晩餐練習帖」は、エンディングノートと似たような役割がありそうですか？

泉山・濱田：違いはあると思います。でも、エンディングノートだと、書くのはハードルが高いと思うし、高齢の方が対象となると思います。それに対して「最後の晩餐練習帖」なら「食」ということをテーマに、若い人も含めて様々な世代の人がゲーム感覚で気軽に話したりできることが良い点ではないかと思います。

　制作過程で、泉山さん、濱田さんたちは、実際にエンディングノートも何冊か購入して見たようですが、デザイン面も含めハードルの高さを感じたと言います。それを踏まえて作られた「最後の晩餐練習帖」は、

見た目もすっきりし、あまり「死」を意識させられることなく、個々人の最後の時間の過ごし方を語れるという点で優れていると感じます。それは、エンディングノートのように「死」そのものに視点を向けるのではなく、死に向かっていくプロセスとしての「生」にフォーカスを絞っているからではないでしょうか。

最後の晩餐練習帖の内容

最後の晩餐練習帖は、「食べ物自分史」という、過去や未来の自分と「食」を通じて向き合うためのページもあります（**図12**）。

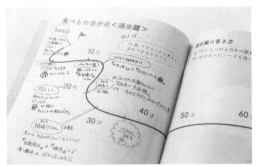

図12 食べ物自分史のページ（撮影 studio-L）
食べ物と自分が歩んできた歴史、未来の姿を書き出してみる。

この食べ物自分史では、その食べ物と、10代の思い出などの過去や未来について、書き出します。

未来については、想像の手助けとして、最後の晩餐練習帖についている「もしもカード」を使います。もしもカードには、例えば「もしも歯がなかったら」「もしも5つの味覚が3つだったら（甘味、塩味、酸味、うま味、苦みのうち、どの3つを選びますか）」といったことが記載されています。ゲーム感覚で取り組むことができます。

また、練習ノートには、一人で行う方法や家族で行う方法などが載っ

ており、定期的に繰り返してやってほしいという作者の思いが込められています（正月に家族で集まったときとか、自身の誕生日とか）**（図13）**。そのときのライフステージや気分などによって、最後に食べたいものがどんどん変わっていくことも経験できます。

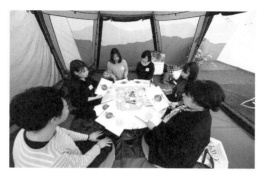

図13　ワークショップ形式で開催した際の様子（撮影 studio-L）

　なお、この「最後の晩餐練習帖」は、Webから気軽にダウンロードできるようになっています。

　実際に、筆者たちもこの「最後の晩餐練習帖」をダウンロードして、ワークショップを開催してみたことがあります。参加者は医療者が中心でしたが、皆それぞれ様々な価値観から「最後の晩餐」を捉えていることが可視化されて楽しい体験でした。

　例えば、ある参加者は「ステーキ」を最後の晩餐として挙げ、その理由を尋ねたところ「やっぱり最後にはとびきり豪華なものを食べたいでしょ」と言っていました。また別の方は、「母親が作ってくれたサラダ」を挙げて「自分と、自分が大切にしてきた人との思い出を、最後に味わいたい」と語ってくれました。一方、具体的な食べ物ではなく「家族全員と山でピクニックをする最後の晩餐」という例を挙げてくれた方もいて、「病院の中のような環境ではなく、太陽と風を感じながら大切な人と一緒に最後の時間を過ごしたい」とその理由を述べてくれました。

　これらの意見を聞くだけでも、「大切にしたい価値観」とは人それぞ

れであり、しかも「食」がテーマになるとそれが浮き彫りになりやすいということが垣間見えるでしょう。ちなみに、筆者は料理ではなく食材としての「キュウリ」を挙げました。自分が子供のころ、一番嫌いな食べ物がキュウリだったのですが、それについて親が強要するでも否定するでもなく、「あなたが嫌いなものは嫌い」として見守ってくれ、そして少しずつ工夫を加えて食卓にキュウリを載せ続けてくれました。少しずつ口に入れていくことで、今はむしろキュウリは好きな食材の一つになりました。この経験から、私にとってのキュウリは、「子どもを一人の人間として認めてくれた」「親世代から子世代への伝承の形」としての象徴であり、だからこそ自分の幼少時代から死の間際までを振り返る「最後の晩餐」としてふさわしいのではないかと考えたのです。

　今、世の中には、人生の終末期を考えたり話し合うための様々なツールがあります。その中で「最後の晩餐練習帖」は必要以上に重苦しいトーンになることもなく、それでいて終末期に向けて話し合うべきことの本質を捉えているツールであり、日常的に繰り返し使ってみるうえで意義が大きいものです。ぜひ、下記より練習帖をダウンロードして全体を眺めてみましょう。そこには、日常の中で大切な人と「人生における価値観」を話し合うための工夫にあふれています。今後、様々な場面でこの「最後の晩餐練習帖」が活用されることを願っています。

━━━━━━━━━　「最後の晩餐練習帖」冊子の作り方　━━━━━━━━━

①データをダウンロードする。
②A4サイズの紙に、両面・長辺綴じで印刷する。
③線を目安に（線より左側に）ホッチキスで止める。
④ホッチキスの部分にマスキングテープを貼る。
完成！早速やってみよう！

▲
データはこちら

（https://drive.google.com/drive/folders/1IjxWUZLjF3bb_Q_T1hAcadZc4vm0DPB1?fbclid=IwAR1AWGBGzAbCMZZMJYlMg8hg25cI9u0nX1w1yrFfnOuUDXPPRE4vggenyTo）

もしバナゲーム

臼井 啓子

ACPとは？

　ACPって、何でしょう？　考えれば考えるほど、私はわからなくなります。どこで療養し死にたいか、死んだ後の財産はどうするのか、墓はどうするのかなど、いろいろな心配事が出てきます。その思いつく心配事は、私は口頭で、家族に伝えています。でも、医療現場でほしいACP（あえて言いますが）は、点滴をどうするか、点滴するなら末梢からだけなのか、中心静脈からもするのか、胃ろうはどうするのか、腸ろうはどうするのか、呼吸器はどうするのか、呼吸器がいらないのなら、酸素吸入はどうするのか……。医療現場では、より細かく、より具体的に情報がほしいのではないのでしょうか？

　終末期、時間がない中で、そのような細かい情報を決めることは、医療従事者以外の方が行うのは、至難の業です。そのため、結局「お任せします」で落ち着いてしまうのではないでしょうか？　でも、それが、本当に正しいACPなのでしょうか？　そう考え迷宮に迷い込んでしまっている私がいます。

　今、いろいろなところで、ACPの勉強会などが行われています。しかし、実際に参加してもピンとこないことが多く、やや敬遠してしまっている今日この頃です。

一方、私は、終末期の話をする側に立つこともあります。そのときは、重くなりがちな話や他人事になりがちな話でも、『もしバナゲーム™』を取り入れることで、内容を我がこととして考えていただいています。たまに「もやもやするだけでおもしろくない」と言われることもありますが、そもそもの目的を説明しますと納得されることが多いです。では、なぜ、ゲームなのか？　その意味は後述しますが、縁起でもない話をするには、このような何かきっかけが必要なのかもしれません。

『もしバナゲーム™』のやり方

　では、早速、ゲームのやり方を紹介します。

　カードは使い方がいろいろあり、一人でできる「ソリティア」、二人で行う「ペアーズ」、日本で一般社団法人iACP（アイ・エーシーピー）[※1]が独自に考えた「レクリエーションルール」というやり方があります。また、新型コロナ禍で対面でのワークショップが難しくなったため、浜松在住の「iACP公認マイスター」が考えた、オンラインでもできる「浜松ルール」というやり方もあります。withコロナの時代にはマッチしているかもしれません。
　でも、対面のワークショップで体験する「場づくり」は、実は私のこだわりの部分であり、少人数できちんと感染対策をすれば問題ないと考えていますので、ここでは、対面でのノーマルなやり方を紹介したいと思います。

　『もしバナゲーム™』は、治らない病気で余命6か月と言われた時、「あなたは何を大切に考えますか？」という問いかけに、カードを使って、自分の大切なことを確認していくゲームです。

[※1]　医療法人鉄蕉会 亀田総合病院の緩和ケア、在宅診療科の医師を中心に2015年10月1日に設立された。代表理事：蔵本 浩一（疼痛緩和ケア科 医長・地域医療連携室 室長 兼務　医師）
　　　理　事：原澤 慶太郎（はな医院 院長 / 医療法人鉄蕉会 亀田総合病院 在宅診療科 非常勤医師　医師）
　　　理　事：大川 薫（医療法人鉄蕉会 亀田総合病院 在宅診療科 部長・地域医療支援部 部長 兼務　医師）

もともと米国で開発・実用化されている『Go Wish Game™』の日本語版で、ライセンス契約のもと、iACPが翻訳・制作・出版しているものです。

　カードは36枚。1枚は「ワイルドカード」になっています。他の35枚のカードにはない、自分だけの「大事なこと」を考えるためのカードです。カードには、重病のときや死の間際に「大事なこと」として人がよく口にする言葉が書いてあります。ただし、カードの内容は、英語の直訳に近いため、少し違和感のある内容もあるかもしれません。
　例えば、カードには「痛みがない」「家族と一緒に過ごす」「私が望む形で治療やケアをしてもらえる」といった内容が記載されていますが、たまに「宗教家やチャプレンと会って話せる」とか「祈る」といった、日本人には身近にない言葉や内容が含まれています。

　ゲームは1人でも2人でもできますが、ここでは4人一組になって行う「レクリエーションルール（ヨシダルール）」を紹介します（ちなみに、「もしバナ」とは「もしものための話し合い」の略です）。

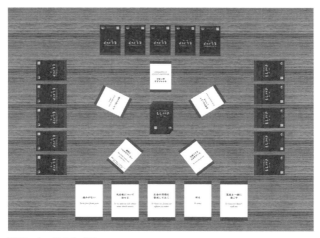

図14　カードの並べ方

ヨシダルールはiACPが考えたルールですが、気軽に「もしバナ」を
するには最適ではないかと思います。その理由は「なぜ、ゲームなの
か?」と同様で後述します。この場合、「ワイルドカード」は使用しま
せん。

　各人、手持ちのカードは5枚です。普通のトランプのように切り、親
にあたる人が配ります。中央の「場」に残りのカードを裏向きに積み、
その中から5枚を表に向けます。4人が順番に、場のカードの中から、手
持ちのカードの中でいらないものを1枚捨てて、場にあるカード1枚を
取るといった形で交換していきます（**図14**）。

　カードの数からいくと、場が3回新しくなるのですが、各一周目は必
ず手持ちのカードと場のカードを交換しなくてはなりません。手持ちの
カードがすべて自分の価値観に合っていても、必ず交換するルールです。
そこで、苦渋の選択を迫られます（例:捨てたくないのに!　捨てないといけ
ないなど）。また、他の人に自分のほしかったカードを取られることもあ
ります。二周目からは交換したくなければ、パスしてもかまいません。
全員がパスをすれば、場の5枚のカードは流して、積んであるカードか
ら、また5枚表に向けます。その流れを3回行うと、積んでいるカード
はなくなります。場の5枚に全員がパスするとゲームは終了です。

　実はここからがゲームの本番と言っても過言ではありません。最後に
手元に残った5枚のカードから、さらに優先順位の高い3枚を選び、他
の3人に見せながら、「なぜ、そのカードを選んだのか」、その理由や思
考過程を説明します（**図15**）。

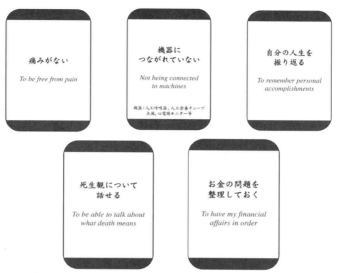

図15 カード内容に対し、理由や思考過程を説明する

　なお、ここまでのゲームのやり方は、iACPのホームページ（https://www.i-acp.org/）にも載っています。

　このお互いの価値観のシェアタイムが非常に大切なのです。ワークショップでは最初に、グランドルールを説明します。

遊び方はこちら

　①人の批判をしないこと
　②共有はこの場だけ。口外しない
　③話したくないことは話さなくていい
　④辛くなったら退席してもいい

　このルールで、誰もが安心して話ができる環境を担保します。だって、「あのとき、◯◯さんは、こんなこと言っていたよ」と言われる危険性

があれば、もしものときの話なんてできませんよね。そして、「すべてを話せ」と強要されても、初対面の人もいるわけですから、「なんで、そんな内面のことを話さないといけないの？」と憤りを感じる方も出てくるかもしれません。そういうことをすべて、お互いに受け入れようと、最初に約束することで、場の雰囲気が本当に優しいものになることを、私は何度も体験しています。

　マイスタープログラム[※2]の中で「もしバナゲーム™の選ぶカードが制限される仕掛けは、現実世界の制限のメタファーです」とiACP代表の蔵本浩一先生が述べられています。例えば、捨てたくないのにカードを捨てないといけないとか、自分のほしかったカードを他人が取ってしまったとか、ゲームの中で、人生の理不尽さを疑似体験できるのです。人生の中で、選べない、でも選ばないといけない瞬間にも出合うでしょうし、他人をうらやむような経験もあるでしょう。でもゲームの中ですから、地団太を踏むようなことはありません。

　ゲーム中、親しい方を亡くされたばかりだとか、身内が余命宣告をされたりしているとかで、時々涙を流される方もおられました。また、そのような状況でなくても、ゲーム中に、疑似の苦しみから自分の支えに気づき、感動の涙を流される方もおられました。「親に感謝します」と話された若い方は、大変印象に残っています。
　これらは「余命6か月」という、その時点ではありえないゲーム設定で、迷ったり、悩んだりし、普段味わえない、心の「ゆらぎ」を体験するからでしょう。自分の価値観を言語化することは、意外に難しいものです。今まで何となく思っていたことを、他の人に話すことで、「自分

※2　「もしバナゲームをもっと知りたい」「もしバナゲームをもっと上手く活用していきたい」と考えている方々を対象に、iACPが企画・主催する参加型のプログラム。1日を通して、もしバナゲームが作られた背景を紐解きながら、様々な視点でカードを見つめてみたり、もしバナゲームを用いた催しの企画・運営をグループごとにシミュレーションしたりする。参加対象者：過去にiACPスタッフ・エバンジェリスト・もしバナマイスターによる講演やワークショップ、もしバナゲーム体験会などに参加している方。現在のマイスター総数196名（2019.12.9現在）だがコロナ禍のため、2020年度からすべて中止となっている。

はこう思っていたんだ」と内なる想いを確認できます（これをiACPでは「内なる確認」と言っています）。

　また、ゲーム内で同じカードを取り合うこともあり、他人の選んだカードに関心を寄せられます。そして、シェアタイムでは、おのずと他の人の価値観に耳を傾けられるようになる方がほとんどです。実はカードに書いてある内容の解釈も、ワークショップでは参加者にお任せします。そこで、他人の解釈や価値観に触れることで、自分の価値観や考え方に影響を受ける場合があります（これをiACPでは「外からの変容」と言います）。

　iACP理事の原澤慶太郎先生は、この「内なる確認」と「外からの変容」を体験できるのが、「もしバナゲーム™」だとおっしゃっています。

『もしバナゲーム™』の意義

　人間は元気な時は死ぬことなんて想像できないものです。でも、ゲームでなら気楽に何となく考えることができ、改めて考える「きっかけ」となります。ゲームである意味は、そこにあります。

　ゲームだからこそ、自由意志で参加でき（主体性の尊重）、話したくないことは話さなくていい（選択できる）、今この瞬間ではありえない設定で「ゆらぎ」を体験することができるのです。

　あくまでも「場作り」であり、「きっかけ作り」です。

　また、iACP理事の大川 薫先生が、次のように述べられています。

「もしバナゲーム™のレクリエーションは、終活ノートや病院の事前指示書を書くことを目的とはしていません。価値観の多様性やゆらぎに気づくことによって、もしものときの自分の意向や代理決定者としてのふるまいについて、捉えなおすきっかけになれば……と考えて組み立てています」

このゲームはACPをそもそもの目的としていないということを、明確に述べておられます。また、患者さんとゲームを行うことに、適しているか否か、いろいろな意見があると思いますが、少なくともiACPの先生方は、患者さんに使ったことはないとおっしゃいます。

　患者さん自身が、自分の内面と向き合うために、ソリティアのやり方で、カードを見つめるのは良いかもしれませんが、本当に余命6か月から1年くらいの方に、ゲームとして行うことは、かなりの危険性をはらんでいると思います。その方の内面に起こる変化を受け止める力量のある支援者でない限り、私はお勧めしません。

　介護で関わる高齢者と（もちろん余命はわからないのですが）ゲームをした経験はありますが、思いがけない話が聞けることもあり、やはり「きっかけ作り」なのだと、経験上感じています。

　普段から「縁起でもない話」ができると、残された者は困ることが少ないようです。実際私がそうでした。でも、人は気持ちが変わります。当たり前に「ゆらぐ」のです。その「ゆらぎ」を体感することで、他人の曖昧さを受け入れる力になるのではないか、と原澤先生はおっしゃいます。

　「もしバナの目指す世界：自分の中で起こった変化に向き合ってみましょう。腑に落ちても、落ちなくても、どちらでも意味はあります。腑に落ちなかった部分は、これからの大切な糧です。

　ゆらぎは、世界と私たちの間で起きるのではありません。私たちの中で起きるのです。一度決めたことが、その限りではないという、ゆらぎの幅と深さに注目しながら、私たちはゆらぎを受容するあり方を考えていきたいです」

無礼講スター

紅谷 浩之

「目の前の人のことを知りたい」と思ったとき、患者と医療従事者であれば、「患者は話す側で、医療者は聴き手」になることが多いと思います。でも、「あなたらしさをもっと知りたい」と思う相手と話すのであれば、一方通行の情報処理でなく、楽しく会話することこそが、お互いを知るためにはベストなコミュニケーションではないでしょうか。

　私は、ビールが大好きです。飲み物としても好きですが、ビールを飲みたくなるシチュエーション、ビールを飲みながらの仲間との会話が何よりも好きなのです。

　そこでこの章では、飲み会などで使われることを想定した、トークゲーム「無礼講スター」(https://yonasato.com/column/teambeerding_bureiko/) を紹介したいと思います。

▲
遊び方はこちら

無礼講スター（図16）のルール

　カードは、グラスの下に敷く「コースター」です。そのカードを使ったゲームです。カードには、「テーマコースター」と「Yes/No コースター」があります。

　テーマコースターには「『一人○○』には抵抗がない」「マニュアルや説明書は、あらかじめちゃんと読む方だ」「遊びに誘われたときは『ど

こに行くか』より『誰と行くか』のほうが気になる」などのお題が記載されています。まず、親（語り手）はテーマコースターを引き、その質問に、Yes/Noコースターを使って答えます。Yes/Noコースターは表裏にYes/Noが書いてあり、先ほどの質問に対して、自分の回答の面を上にして、その上にビアグラスを置いて隠します。

　次に、親以外のプレイヤー（聞き手）は、その答えを親（語り手）に質問攻めしながら予想します。そして、親以外のプレイヤーは親の答えを予想しながらYes/Noコースターで答えます。そのとき、親以外のプレイヤー一人一人が、なぜそう思ったのか、親の性格や想いを想像しながら答えていきます。

　最後に、親が答えを発表し、その理由を説明。親以外のプレイヤーは、自分が考えた理由と親の考えと、一番近い回答者が勝ちとなります。

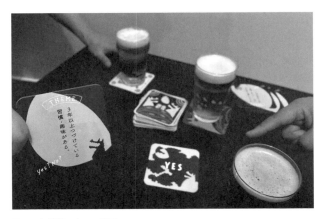

図16　無礼講スターの様子

　私も何度も友人や仲間たちとやっていますが、その人ならどう考えるのか、どう思うのかを想像しながら、「おまえらしいなぁー」なんて妙に納得したり、ときには意外な回答に驚いたりしながら、相手のことをわかってくる感覚は、とても気持ちの良いものです。

「はい」か「いいえ」で答えるだけでは、その人のことはわからない、でもそれを想像し合うことで関心が高まり、もっとその人に興味が出てくる。そして、最後には「はい」だったのか「いいえ」だったのかではない、その人らしいエピソードや夢が聞けて、膝を打つ。飲み会での会話なのに刹那性はなく、相手のことをまた一歩理解できたような、理解してもらえたような安心感が持続する、そんな不思議なゲームです。

「死」とか「病気」の話は出てきませんが、いろいろな角度で仲間のことを理解できます。これは、きっと少し難しい話をするときにも役に立つと思います。

　この無礼講スターは、私も大好きなクラフトビール「よなよなエール」を作っているヤッホーブルーイングが作っています。このヤッホーブルーイングは「働きがいのある会社」ランキングにおいてベストカンパニーに3年連続で選出されるなど、働き方やフラットな組織体制でも有名です。きっと、会社内でもスタッフの想いややりたいこと、得意なことをお互いがわかりあっているようなチームなのだろうと想像できますね。

真の「無礼講」を実現できる理由

　HPには無礼講スターが、真の「無礼講」を実現できる理由として、二つのポイントが挙げられています。なるほど納得です。

Point1「心理的安全性」の確保

> ・みんなが「平等」に話し手になれるルール
> ・「仕事」関連の話題を排除したトークテーマ群
> ・うまく話そうとする「プレッシャー」から解放するYES/NO方式
> ・「話す」ではなく「質問に答える」形で会話を作る設計

Point2「自己開示」の促進

> ・質の高い雑談を創出するトークテーマの「共感性」や「話題拡張性」
> ・親の回答を予想することで、聞き手の「興味」が喚起される仕組み
> ・飲み会の場に自然と溶け込むデザイン

　しかし、最初にお断りしておかなければなりませんでしたが、残念なことに、このカードゲームは販売終了していて、再販の予定もないそうです。この第3部で紹介した、様々なツールで似たような役割を果たせるかもしれませんし、こういった事例を参考に、また新しいアイデアが生み出されていくと良いなと思います。

【参考文献】

・ Great Place to Work® Institute Japan. 働きがいのある会社ランキング．https://hatarakigai.info/

INDEX 索引

欧文索引

編著者プロフィール

西 智弘（にし ともひろ）

川崎市立井田病院　腫瘍内科／緩和ケア内科　医長
一般社団法人プラスケア代表理事

2005年北海道大学卒。室蘭日鋼記念病院で家庭医
療を中心に初期研修後、2007年から川崎市立井田病
院で総合内科／緩和ケアを研修。その後2009年か
ら栃木県立がんセンターにて腫瘍内科を研修。2012
年から現職。現在は抗がん剤治療を中心に、緩和ケ
アチームや在宅診療にも関わる。また一方で、一般
社団法人プラスケアを2017年に立ち上げ代表理事
に就任。「暮らしの保健室」「社会的処方研究所」の
運営を中心に、地域での活動に取り組む。

日本臨床腫瘍学会がん薬物療法専門医。

著書に『だから、もう眠らせてほしい（晶文社）』
『社会的処方（学芸出版社）』などがある。

わたしたちの暮らしにある人生会議

2021年12月22日　第1版　第1刷　©

編　著	西 智弘　NISHI, Tomohiro
発行者	宇山閑文
発行所	株式会社金芳堂
	〒606−8425 京都市左京区鹿ケ谷西寺ノ前町34番地
	振替　01030−1−15605
	電話　075−751−1111（代）
	https://www.kinpodo-pub.co.jp/
組版・装丁	HON DESIGN
印刷・製本	モリモト印刷株式会社

落丁・乱丁本は直接小社へお送りください．お取替え致します．

Printed in Japan
ISBN978-4-7653-1890-7